山西名医名派经验传承资源库
中医名家临证实录丛书（第二辑）

三晋王氏妇科流派典型医案集

王坤芳 编著

山西出版传媒集团
山西科学技术出版社

U0233285

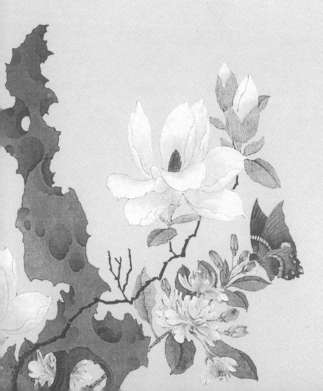

出 版 者 的 话

1.本书用药配伍和药物剂量为作者个人的临床经验，读者一定要在专业医生的指导下辨证应用，不可盲目照搬书中内容。

2.本书中涉及的贵重药或野生动物类药，如犀角、斑蝥、穿山甲等，请注意使用替代品。

山西科学技术出版社

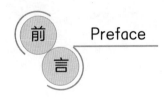

前言 Preface

　　三晋王氏妇科流派历时近千载，传承29代，是国内妇科流派中传承较为久远的著名妇科流派。作为王氏妇科流派的第29代传承人，我有责任将其传承与发扬下去。流派的传承工作除了将其学术思想与诊疗经验渗透到学院教育及师承教育中外，著书立说也是一种方式。

　　流派传承近千年而不衰，其中一个重要原因是"与时俱进"，不断吸取中医各流派所长，并将现代医学的研究成果为我所用。我除了家传教育外，一直于山西省高等中医学府从事中医妇科临床、教学、科研工作，拓宽了对各种中医妇科疾病的诊治思路，从而使得王氏妇科经验运用的更灵活。

　　学术界认为学习中医的方法包括：读经典、拜名师、重感悟亲临床。从我的从医经历来看，学习典型医案会让大家茅塞顿开。在此我也愿意将多年来运用王氏妇科学术思想诊治妇科疾病的典型医案整理并出版，以飨同道。

由于个人水平有限，书中难免会有一些错误或不当之处，恳请读者给予批评指正。

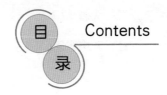

目 录 Contents

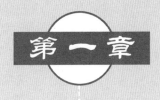

王氏妇科学术思想概要

山西平遥道虎壁王氏妇科（后文都简称"王氏妇科"）是三晋妇科中传承久远的著名妇科流派，家学始于宋代，传承29代，迄今已有近千年的历史。流派历史上名医辈出，享誉三晋及全国，为解除广大百姓的疾苦作出了贡献。薪火相传、与时俱进一直是中医药传承发展的主题，也一直是王氏妇科传承、创新发展的主题，正是坚持在传承中创新，在创新中传承，才使得王氏妇科具有了强大的生命力。

王氏妇科流派学术思想主要源于诸多中医经典，继承了名家的观点、法则，结合自身的临证经验和家学传承，形成了独特的学术体系，王氏妇科注重实践，重视整体观念，突出脏腑辨证，重视从肝、脾、肾三脏论治，并重视气血，在调理女性经、带、胎、产、杂病等方面积累了丰富的经验，临证每每效如桴鼓。

一、临证善察

临床强调辨证当以把握四诊八纲为基础，达到证因脉治，有条不紊。首先，患者进入病室时即需要观察患者的一些情况。王氏认为，望诊应突出四点。其一，突出望神。通过望神来观察人的精神状态和面色变化，以此来判明人的健康与否及患病的轻重、预后等。其二，突出望全身与望局部相结合。注重观察分析全身虚实表现与局部症状、体征轻重之关系。其三，突出望舌有助于辨证精确。如舌质偏紫暗者属血瘀，舌苔偏白腻者为寒湿，舌苔偏黄腻者为湿热，苔薄少津质红者属阴虚，舌胖边有齿痕者属气虚等。其四，注意望咽喉，咽喉能反映出疾病的虚实及正气的盛衰。闻诊要注意闻气味，尤以口气为重要，如口中气味较重，多属肝胃不和，湿热内蕴。重视听声音，这是临床中的基本技能，闻其声而知其病之轻重、体之盈亏。这些有助于确定治法治则。《皇汉医学》中讲的"临证察机，使药要和"，可简称为"察机药和"。察机实际上就是诊察疾病的本质，"察机药和"就是治病求本。机是病机，病是疾病，机就是导致事物发生的关键要素。所以基本思维逻辑是以"急则治其标，缓则治其本"的方针来确立的。临床上，王氏就有了以"开路方"治"标"，"基本方"治"本"的调治方法。

二、四诊合参，尤重脉诊

四诊合参是中医辨证中重要的组成部分，四诊是望、闻、问、切四种诊断手段；合参是把四诊获得的诊断资料，综合分析，由表及里，由此及彼，去粗取精，去伪存真，反复思考，推理判断，作出正确的诊断。四诊有着不同的角度和目的，可以互相联系和印证，但不能互相取代。如病人的发病原因、病情经过、自觉症状、经过哪些治疗、既往病史等情况，必须经由问诊才能得知。病人的声音、气味有什么变化，必须进行闻诊。病人的神色、形态有什么异常，必须进行望诊。病人的脉象和胸腹肢体有什么变化，又必须进行切诊。王氏在四诊合参的基础上，尤重脉诊。因为疾病是复杂而多变的，证候显露有真有假，故诊法有"舍症存脉""舍脉存症"的区分，若四诊不全，便得不到病人全面而详细的所有辨证资料，辨证很难准确，甚至会作出错误的诊断。《古今医统大全》中记载："脉为医之关键，医不察脉，则无可以别证，证不别，则无以措治。"脉诊是中医最具有特色的诊疗手段之一，是几千年来中医临床诊断疾病的重要手段和依据之一。"三个指头、一个枕头"是临床中医师最基本的诊断工具与环境，可以说这是中医的立足之本。《景岳全书·脉神章·脉神》中记载："脉者，血气之神，邪正之鉴也。有诸中，必形诸外。故血气盛者，脉必盛；血气衰者，脉必衰；无病者，脉必正；有病者，脉必乖。"从现代生理学研究讲，脉象亦是一项灵敏的、综合性的生理信息，脉象生理研究认为，支配血管舒缩的血管运动神经纤维主要是交感神经，在神经的支配下，平滑肌的舒缩活动可使血管内径发生明显变化，以致改变寸口脉的形态、血流阻力，乃至组织的血流量，形成28病脉脉象形态的基础特征。

三、审证求因，治病必求于本

《素问·阴阳应象大论》曰："治病必求于本。"即治病时须求其阴阳之所在而治之，"本"即阴阳。《素问·阴阳应象大论》云："阴阳者，天地之道也，万物之纲纪，变化之父母，生杀之本始，神明之府也。治病必求于本。"《素问·生气通天论》亦云："夫自古通天者，生之本，本于阴阳。"对"治病必求于本"进行追本溯源，以求明确、清晰的认识，对于我们从事临床工作具有提纲挈领式的指导意义，无论是诊察疾病、确立病机还是处方用药。人的脏腑经络气血分为表里、上下、内外，这些皆可以统属于阴阳范畴而又有阴阳之分；在病因上外感六淫、内伤七情也有阴阳的分别，即使是六淫，由于四时寒热温凉的不同，也有阴阳的差异；在诊断上，中医的四诊八纲首先辨别阴阳。一提到辨证，自然会认为"表里""虚实""寒热""阴阳"八纲辨证即为准则。就临床而言，将疾病按性质、病位、病势等归结为表里、虚实、寒热、阴阳四对矛盾变化较一般望、闻、问、切的纷繁内容明确化、条理化了不少。但若不寻求到"本"之阴阳所在，实际临床时仍然会有头绪不清、无处着手的感觉。因为寒热、虚实、表里、阴阳是多对

　　矛盾，它们同时存在时便不太好解决。但若再进一步将表里、虚实、寒热也归结到阴阳上，我们便是将多对矛盾简化成了一对矛盾。阴阳的辨证不同，所用药物也是根据其升降沉浮、四气五味来进行选择，如大黄、芒硝等味厚，味厚为阴中之阴，可有泻下的作用；木通、泽泻等味薄，味薄为阴中之阳，通利作用较大黄、芒硝弱。桂枝、香附等药性辛散之品，可归属为阳，气为阳。气薄为阳中之阴，则可发汗解表，如桂枝、麻黄之类；气厚为阳中之阳，有助阳发热的功效，如附子、干姜之属。

　　由此可见，阴阳可以概括疾病的两种性质。疾病发生的实质就是人体阴阳失去了相对的平衡，因此在治疗上必须从阴阳入手，针对阴阳盛衰的不同来进行治疗。例如，在临床上崩漏十分常见，《素问·阴阳别论》谓："阴虚阳搏谓之崩。"可知其的发生与阴虚血热有关，故而在用药上可用生地黄、熟地黄清热养阴、凉血止血，用黄芩、黄柏等苦寒之品清泄肾中相火以退虚热。"治病必求于本"不仅说明了疾病发生的本质，而且作为调治阴阳的根本大法，是我们中医临床医师临床诊治的基本原则。而王氏在治病求本的基础上还重视标本缓急，"标"与"本"，是中医学治疗疾病时用以分析各种病证的矛盾，分清主次、解决矛盾的治疗理论。"标"即现象，"本"即本质。"本"含有主要方面和主要矛盾的意义，"标"含有次要方面和次要矛盾的意义。

标、本的原则分为急则治其标、缓则治其本和标本同治三种情况。急则治其标，指标病危急，若不及时治疗，会危及患者生命，或影响本病的治疗，待病情相对稳定后，再考虑治疗本病。正如《素问·标本病传论》有言："先热而后生中满者治其标……先病而后生中满者治其标……小大不利治其标。"缓则治其本，指标病不甚急的情况下，采取治本的原则，即针对主要病因、病证进行治疗，以解除病之根本。标本同治，指标病、本病俱急，在时间与条件上皆不宜单治标或单治本，只能采取同治之法。

四、明辨病性，方精药简

王氏认为，临床疗效的取得，不仅取决于辨证准确，更体现在精准用药上。在审证求因、辨证准确的前提下，想要遣方用药得当，药中病所，其中药物如何配伍则至关重要，而这并不是简单的拼凑，只有熟谙药性，才能精准用药，直达病所。正如孙思邈在《千金翼方》中指出："不知食宜者，不足以全生。不明药性者，不能以除病。"临证用药当在辨证无误的前提下，从药物的"性味""归经""升降浮沉"三个维度把握用药法度，有的放矢地选择药物进行配伍组合以精准疗疾。对于性味，《神农本草经》中有言："药有酸咸甘苦辛五味，又有寒热温凉四气。"药味少，药量轻，又要达到理想的治疗效果，这就需要医生有精深的学识、高超的医术，以及认真仔细的诊治态度。医生既要正确诊断患者的病症，又要在处方用药上有炉火纯青的技巧。四两拨千斤，小方治大病，用药轻灵，贵在法度，不但诊病要合法度，而且药物配伍与药量调剂更应注重法度。《素问·至真要大论》中说："治有缓急，方有大小……近而奇偶，制小其服也，远而奇偶，制大其服……奇之不去则偶之，是谓重方。"据此，成无己总结出大、小、缓、急、奇、偶、复"七方"。《素问》中说药味少者为小，药味多者为大，这些论说言简意明，精深奇妙。中医临床医学之优势和特色，最根本的是简、便、廉、验。单方、小方，如能在中医理论指导下妙用巧用，常能发挥出很好的疗效。中医特别强调辨证论治，整体调理，既要对症下药，也要表里兼治，而且更重固本。

五、结合女子"阴常不足，阳常有余"诊治疾病

朱震亨《阳有余，阴不足论》中记载："人受天地之气以生，天之阳气为气，地之阴气为血。"故气常有余，血常不足，在人的生命过程中，只有青壮年时期阴精相对充盛，但青壮年时期在人生之中十分短促，故人之一生多处于阳有余、阴不足的状态。阴气难成，只有在男16岁、女14岁精成经通后阴气才形成；阴气易亏，"年四十，而阳气自半

也"，男64岁、女49岁，便精绝经断，从这个时候开始，人的阴精也就越来越少，《类经附翼·大宝论》中说："阴气之成，止供给得三十年之视听言动已先亏矣。"这是时间上相对的"阴不足"，不仅如此，人还往往受到外界诸多因素的影响，如相火妄动就可引起疾病，而情欲过度、色欲过度、饮食厚味都可引起相火妄动而损耗阴精，女子以血为本，女性需经历经孕胎产，原本不足的阴精就更为耗损，这是从量的对比上理解"阴不足"。故王氏认为女子阴常不足，阳常有余。由此在临床诊治用药原则上需得时时顾护阴精，如月经前后气血的盛亏变化。临经之际，阴血下注血海，使全身本已偏虚之阴血益显不足，常出现乳房胀痛、头痛、口糜等症，常需配伍甘寒质润之品顾护阴精，如百合、玉竹、熟地黄等益肾填精之品，少用辛温耗散之品，如附子、干姜等。

六、重视肾、肝、脾三脏辨证

王氏非常重视肾、肝、脾三脏辨证。妇女以血为本，而血生化于脾，藏于肝，肾为先天之本，为元阴元阳之宅，主藏精，故肾、肝、脾三脏的生理病理与妇女的经带胎产有着密切的关系。

肝 肝主藏血，下行胞宫是为血海。肝属木，喜条达，恶抑郁，体阴而用阳，藏血、主疏泄，具有储藏血液并调节血量的功能，是调节全身气机升降出入之枢纽。女子一生经孕产乳均以血为本，以气为用，而气血的生成与输布与肝的生理功能息息相关，故有"女子以肝为先天"之说。肝主疏泄，肾主闭藏，二者同居下焦，肝气舒畅，血脉流通，疏泄与闭藏功能协调，开阖有度，则女子月事能按时以下，这是月经周期形成的关键所在。肝藏血，肾藏精，精能生血，血能化精，精血同源，肝血充盈，下注于冲脉，精血充盛，胞宫化生经血有源，故能正常化生经血，为受孕养胎做准备，阴阳交合，方能有子，由此可知肝血充盈是女子化生经血与受孕育胎的重要前提。若肝血不足，或藏血功能失调，会出现月经不调、闭经、崩中等；肝失疏泄，肝气郁结则血为气滞，致月经先后不定期、痛经、闭经、经前乳胀等。气郁化火致崩漏，若肝气平和，肝血充足，则血脉流畅，血海安宁，周身之血亦随之而安。

脾　脾为后天之本，为气血生化之源，脾主统血，主运化，妇女以血为本，月经、胎孕、哺乳均以血为用，血的生成，不但要有水谷精微作为物质基础，还必须依赖脾的运化才能化生。如脾的运化功能失常，则生化之源不足，血海空虚而致月经后期、月经过少，甚至闭经。脾气不运，则湿浊内停，脾不但是生化之源，同时还有统摄血液的功能，《妇科玉尺》云："思虑伤脾，不能摄血致令妄行。"《血证论》云："血乃中州脾土所统摄，脾不统血，是以崩溃，名曰崩中。"脾主统血，有赖脾气的充盛，故谓："气为血帅，血由气摄。"如脾气虚弱，统摄无权，则导致月经过多、崩漏等。人体内水液的吸收、代谢主要责之于脾，若脾虚不运，湿困气机，或流注下焦，痰瘀阻滞，经气不利，可出现痛经、带下病、妊娠恶阻、妇人腹痛等疾。脾气主升，有统摄之功，能够统摄血液行于脉中而不溢于脉外，并能升举内脏，维持胞宫、胃腑、肾脏等在体内位置的相对稳定，防止下垂，若脾气亏虚，统摄无权，升举无力，则易致崩漏、月经过多、滑胎、阴挺等病。

肾　《素问·六节藏象论》曰："肾者，主蛰，封藏之本，精之处也。"肾藏精，主生殖，为封藏之本，乃人之先天。肾中精气有先后天之分，先天之精来源于父母生殖之精的结合，在生命的发生之际即已形成，是构成人体生命的原始物质。《素问·上古天真论》云："肾者主水，受五脏六腑之精而藏之。"后天之精即水谷精微，化生于脏腑而藏纳于肾，不断地充养和培育着先天之精，使其日渐充盛，待时机成熟从而充分发挥其特殊生理效应，"二七而天癸至，任脉通，太冲脉盛，月事以时下，故有子"（《素问·上古天真论》）。天癸者，男女皆有，与生俱来，伴随着人的一生，是肾中精气充盛到一定程度后所化生的精微物质，但并不能直接等同于先天之精，它源于先天肾气，靠后天水谷之精气不断充养，是信息与物质能量的统一体，具有促进人体生长、发育、生殖的重要生理功能。在女性的一系列特殊生理活动中肾均处于主导地位。肾的生理功能正常与否，直接关系着女性的特殊生理正常与否，肾的生理功能失常，可导致妇科月经、带下、胎孕、产后等诸疾的发生。肾藏有先后天之精，为封藏之本，宜盛不宜泻，因此治疗因肾生理功能异常而导致的妇科疾患时，王氏认为应首辨阴阳，进而以平补为宜。若肾气不足，系胞无力，可致胞宫为病，出现胎动不安、坠胎、不孕等，肾阴亏损则精亏血少，胞脉失常，出现经行后期、月经过少、闭经、不孕等证。肾阳不足，失于温煦，胞脉虚寒而致带下、子肿、不孕等证。肝、脾、肾三脏不是孤立存在的关系，而是相互联系、相互依存的，临床治疗上切不可见肝治肝、见脾治脾，因为肝的疏泻失常会导致脾的运化功能失常，如肝郁脾虚之痛泄就是如此。

七、重视冲任奇经辨证

奇经八脉理论是中医妇科疾病辨证论治体系中不可或缺的一部分，其中以冲任辨证尤为重要。人体以脏腑经络为本，以气血为用，脏腑是生化气血之源，经络是运行气血的通路，妇女的月经、胎孕、产育、哺乳等，都是脏腑经络气血生化作用的表现。

冲脉起于胞中，分为三支，前行于腹，后行于背，上至头，下至足，内外表里无所不涉。前与任脉相并，后通督脉，面部灌诸阳，下肢部渗三阴，与十二经相通。由于冲脉容纳了来自五脏六腑和十二经脉的气血，故有"五脏六腑之海""十二经脉之海""血海"之称。血海气血的调匀与蓄溢与否直接关系着月经的形成，能否应时而下及乳汁的生化。《景岳全书·妇人规》说："经本阴血，何脏无之，惟脏腑之血皆归冲脉，而冲为五脏六腑之血海，故经言太冲脉盛，则月事以时下，此可见冲脉为月经之本也。"所以冲脉为病，可见月经不调、不孕、经行吐衄等。此外，乳汁与经血同源，冲脉隶于阳明，其病又可见缺乳、乳汁自出、妊娠恶阻等。

任脉亦起自胞中，出会阴，沿腹部正中线上行，过咽喉，环唇，至目下。与肝、脾、肾三经会于曲骨、中极、关元穴。手三阴经也通过足三阴经与任脉相通，阴维脉与冲脉皆在腹部与之相合。通过循行任脉便与诸阴经取得联系，故有"阴脉之海"之称。凡人体阴液(包括精、血、津液)皆归任脉所主，任脉之气通，表明阴液旺盛，配之冲脉血盛，下达胞宫，月事方得以应时而下，并为孕育妊养创造条件。王冰注《素问·上古天真论》曰："冲为血海，任主胞胎，二者相资，故令有子。"任脉所承受的阴血津液也是乳汁和带下分泌的物质基础，所以任脉为病可致月经不调、带下、不孕、胎萎不长、胎漏、堕胎等。而根据冲、任二脉的起止点与循行部位，可知两者与足少阴、足厥阴、足太阴经脉相通，任通冲盛，任冲互相资助则妇女的各项生理功能保持常度，反之则百病丛生。

王氏在治疗上特别强调温养、调理奇经八脉，以二维、冲、任、督、带为重点辨治对象。常选用鹿角霜、鹿角、龟甲、鳖甲、紫河车、猪脊髓、阿胶等血肉有情之品。其药性温而不燥，补而不腻。因奇经八脉循行部位不同，生理功能各异，故在用药方面有着不同的归经用药，在力求药达病所的前提下，注意调其病理变化。叶天士有论曰："冲脉奇经在下焦……须固摄奇脉之药，乃能按经循络耳。"可用巴戟天、白果通任脉，以扁豆、莲子、山药益冲脉。

八、结合女性不同时期生理特点诊治疾病

医学上把女性的一生分为七个不同的"时期"，包括胎儿期、新生儿期、儿童期、青春期、性成熟期、更年期(绝经过渡期)、老年期。而女性绝大多数时间处于性成熟期，性成熟期又称为生育期，从十八岁到四十九岁，历时约三十年，经、带、胎、产诸疾多发生在此期。此期又细分为月经期、妊娠期、产后期等不同时期，因而不同时期有不同的治疗原则。

月经期：月经是育龄期女性最显著的生理特点，月经具有周期性、节律性，是女性生殖生理过程中肾阴阳消长、气血盈亏规律性变化的体现。月经可分为行经期、经后期、

经间期、经前期，四个不同时期的生理特点各不相同。如行经期血海蓄极而溢，子宫泻而不藏，呈现"重阳转阴"特征；经后期血海空虚渐复，子宫藏而不泻，呈现阴长的动态变化；经间期为氤氲之时，是重阴转阳、阴盛阳动之际；经前期阴盛阳生渐至重阳，此时阴阳俱盛。为此，临床立法选方，常须根据月经周期的变化而有所宜忌。如经前阳气易于偏盛，肝气易于郁结，血海满盈，阴血易于瘀滞，治当以行气疏肝、活血调经为主，即宜于疏导，勿溢补，可选用轻清疏肝之品，疏肝的同时不耗伤阴精，如使用绿萼梅、玫瑰花、旋覆花等花类。经后期血海已泄，阴血偏虚，宜立滋肾养血、充养冲任之法，待阴血渐复，则在滋阴之中佐以温阳益气，以促进阴阳的转化，可用当归、熟地黄、白芍、阿胶、巴戟天、紫河车、鹿角霜等，此期总的原则宜予调补，勿滥攻。经期血室正开，宜和血调气，或引血归经，过寒过热、大辛大散之剂宜慎。排卵后阳气渐长，宜立阴阳双补法，使阴阳气血俱旺。

妊娠期：女性在妊娠期，母体内的环境有着特殊的改变。第一是精亏，因为人体全身精血是有限的，而妊娠状态下，母体的精血下聚养胎；第二是气机的变化，女性在妊娠状态因腹中骤增一物，犹如一阻障，人体之气机升降必然出现阻滞。妊娠期立法组方应该处理好治病与安胎的关系，宜用补肾健脾、调理气血之法，慎用峻下、滑利、祛瘀、破血、耗气、散气之法。女子肾脉系于胎，是母之真气，子之所赖也，所以胎元不固属肾虚、冲任损伤者，王氏常用菟丝子、巴戟天、杜仲、狗脊、桑寄生等药以补肾固胎；气血虚弱不能固摄胎元者，宜重用人参、白术、黄芪，佐用熟地黄、阿胶、桑寄生、白芍、枸杞子等药补气养血、健脾安胎。王氏对于妊娠期间的气滞之证遣方用药务必详审病因：胎元不正，胎堕难留者宜从速下胎；胎元正常者，则可选用一些清轻和缓之药，如柴胡、紫苏梗、益母草、香附、大腹皮等，并且适当配合养血安胎之物，如阿胶、桑寄生、杜仲等。最后需要严格掌握使用的剂量，衰其大半而止，以免动胎伤胎。

产后期：新产之后，精血必然处于亏损状态，产后胞宫中必然有未排净的瘀浊败血之物。故产后特点为多虚多瘀。补气为先者，可用大补元气之党参（党参生于山西上党山谷，气性温和，价廉实用）、黄芪、白术等药，与止血固冲之阿胶、艾叶、益母草相配伍以补气固冲；养阴补血为重者，如失血伤津、阴虚风动，则常用白芍、阿胶、鳖甲、麦冬、熟地黄等配伍牡蛎、天麻；血虚失养而遍身骨节疼痛者，以四物汤为基础方。配伍鸡血藤、秦艽、续断、杜仲、桑寄生以养血滋阴、通络止痛。

九、辨证与辨病相结合

传统的中医诊断以取类比象、司外揣内、见微知著、知常达变等为指导思想，对疾病的认识是依靠望、闻、问、切四诊所获取的症状、体征为依据进行审证求因。然而，随着时代的发展及科技的进步，疾病的种类及表现形式不断地被发现及认识，当代中医辨病辨证的内涵已经得到拓展、延伸。现代中医五诊是在传统"四诊"的方法中加入了"查"，包括西医学的体格检查、实验理化检查等内容。19世纪初"西学东渐"，西方医学传入我国，当时医学界学科分化，开始萌发中西医汇通的思想，解剖、诊断、生理、药理等知识使医学对疾病的认识从宏观进入到了微观；近代实验方法学将X线技术、显微镜技术、细胞生物技术、生化分析技术等引进中医学领域，促进了中西医结合的产生，使得现代中医的临床思维发生了变化。

医学科学技术与传统医学相结合使现代中医在临床辨病辨证时，依靠四诊为支撑，辅以"查"为依据，作出疾病的中西医诊断，如血压计协助诊断高血压（眩晕病），并可在辨病的前提下合理借用现代科技施以微观辨证，如运用分子生物学检测技术可从基因水平了解患者罹患某种疾病的概率，求证某些疾病先天禀赋异常的病因；在四诊资料上有针对性地选用现代检测手段，结合某些理化检测指标有助于发现未病及无症状表现之病，如通过冠脉造影可以排查冠心病，可以明确无症状但心电图显示有心肌缺血隐性冠心病的血管病变情况。

同时，"查"诊技术拓展了传统四诊方法的内涵，对抽象的四诊辨证资料实现量化研究提供了依据。如脉诊提到的"十怪脉"在心血管疾病中并不"奇怪"，多指各种类型的心律失常，古代医家之论述形式多样，从而使得临床实践难以把握。若借用现代脉诊仪及心电图检查，则可以诊断清晰明确，并且对各种类型的"怪脉"选择相应治疗方式及临床预后的判断具有重要的指导意义。

辨证是运用四诊综合分析患者的病因、病机、病位、病性后得出证候，体现了中医的整体观念。辨病是现代医学的诊查方法，对局部病变的认识更加详细，从微观角度认识疾病，能使中医辨证更加细微。

十、善用名方

养血柔肝，是王氏妇科的主要法则。女子以血为本，临证之时，王氏妇科倡导"妇人之血，只可使其盛，不可使其衰"的治疗原则，其补血养血之治则贯穿妇科经、带、胎、产诸证。王氏处方用药师古而不泥古，比如，临床养血首推四物汤，认为四物汤全方虽仅四味，然三阴并治。调经妙用四物汤，事半功倍，如血虚者四物汤重用当归、熟地黄，常合四君子汤以气血双补；肝郁者重用白芍，加柴胡、枳壳、焦白术等药以调之。月经先期，证多血热，用生地四物汤加黄芩、栀子、知母、黄柏、牡丹皮、麦冬，名为先期汤。月经后期，证多血寒，用四物汤加吴茱萸、肉桂、艾叶、巴戟天、香附。痛经证属血瘀者，用赤芍四物汤加丹参、延胡索、柴胡、桃仁、红花、牛膝，以调经活血。月经量多者，以四物汤重用熟地黄，加荆芥穗炭、续断、黄芪、升麻、焦白术、杜仲、山茱萸，以益气固经。若月经病又兼他症，则用四物汤加减化裁。四物汤为血家要方，可养血和血，调经之中以养为基础，兼有他症则加减调之。调养之法，乃调经之治疗大则。

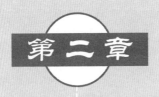

第二章

临　证

第一节　月经病

月经病是以月经的周期、经期或经量异常为主症，或伴随月经周期出现明显不适症状，或于绝经前后出现一系列症状的疾病。月经病是妇科临床的常见病、多发病，被列为妇科病之首。

中医妇科学中常见的月经病，包括月经先期、月经后期、月经先后无定期、月经过多、月经过少、经期延长、经间期出血、崩漏、闭经、痛经、经行前后诸证及经断前后诸证等。与西医妇科学中的异常子宫出血、闭经、多囊卵巢综合征、痛经、子宫内膜异位症、子宫腺肌病、经前期综合征及绝经综合征等相对应。

《傅青主女科》曰"经本于肾""经水出诸肾"，同时，王氏妇科汲取了《妇人大全良方》的诸多学术思想，认为女子以血为本，以肝肾为先天，故妇科疾病多从肝肾论治，肝藏血，肾藏精，精血同源，肝肾同源，肾为脏腑之根、十二经之本，肾藏精、系胞胎，肝藏血、主疏泄，肝肾同居下焦，相火寄于肝肾，可谓："肝肾乃冲任之本。"经、孕、产、乳受肝肾所统，肝肾调和，则经水如期，胎孕养育，乳汁自如。王氏认为疏肝必益肾，益肾必疏肝。如熟地黄、山茱萸、菟丝子、桑寄生等补肾药中，常佐以醋柴胡、醋香附等疏肝理气之品。在疏肝药，如川楝子、郁金、香附等药中，常佐以菟丝子、黄精、何首乌等品。

王氏认为，肝藏血，主疏泄，女性疏泄失司，影响藏血功能，所以肝郁气滞为妇科病的主因。《素问·举痛论》云："百病皆生于气。"以月经病而言，肝气郁滞则可致气滞血瘀、郁火内炽或肝木克伐脾土等证，最终必致胞宫之血当藏不藏，当泻不泻，故而经血运行不畅，出现月经失调、崩漏等症，王氏妇科治疗妇人病，从肝立论，疏肝解郁成为治疗妇科病的一大法则。逍遥散用药精当，恰到好处，临证皆可对症施治，每每获效。

脾胃为后天之本，气血生化之源，妇人经、孕、产、乳之本，脾胃受伤，百病皆生。经水源于精血，气血源于脾胃。王金权老师在长期实践中，认为妇人发病与脾胃关系最为密切，比较推崇李东垣《脾胃论》中"真气又名元气，乃先身生之精气也，非胃气不能滋之""脾胃之气既伤，而元气亦不能充，而诸病之所由生也"的观点。脾失健运，经血难生，可致经血不调；脾胃虚弱，统摄无权，致冲任不固，可见月经先期量多、崩漏等证，所以健脾和胃成为王氏常用的一大治则，王氏认为只有脾气足、胃气和，才能使女子气血冲和。

月经病的治疗原则包括三个方面：

一是重在治本以调经。治本，即消除病因病机；调经，即针对病机运用各种治疗方法使月经恢复正常。正所谓"谨守病机""谨察阴阳所在而调之，以平为期"。临证中首先要分清先病和后病。正如萧慎斋在《女科经纶·月经门》按语云："妇人有先病后而致经不调者，有因经不调而生诸病者。如先因病而后经不调，当先治病，病去则经自调。若因经不调而后生病，当先调经，经调则病自除。"

二是本着"急则治其标，缓则治其本"的原则。若痛经剧烈，应以止痛为主；若经血暴下，当以止血为先。症状缓解后，则当审证求因治其本，使经病得以彻底治疗。

三是要顺应和掌握一些生理规律：

（1）顺应月经周期中阴阳转化和气血盈亏的变化规律，经期血室正开，宜和血调气，或引血下行，过寒过热、大辛大散之剂宜慎，以免滞血或动血；经后血海空虚，宜予调补，勿以滥攻；经间期气血活动以促动为主，勿逆其规律；经前血海充盈，宜予疏导，勿以滥补。

（2）顺应不同年龄阶段论治的规律，古代医家强调青春期重治肾，生育期、中年期重治肝，绝经后或老年期重治脾，对临床有一定的指导意义。刘完素在《素问病机气宜保命集·妇人胎产论》中云："妇人童幼天癸未行之前，皆属少阴；天癸既行，皆从厥阴论之；天癸已绝，乃属太阴经也。"

（3）掌握虚实补泻规律，月经病可分虚、实两类论治，治疗虚证月经病多以补肾扶脾养血为主；治疗实证月经病多以疏肝理气活血为主；虚实夹杂者，又当攻补兼施。

具体的治本大法包括：补肾、扶脾、疏肝、调理气血、调治冲任、调养胞宫，以及调控肾—天癸—冲任—胞宫轴等。肾为先天之本，"经水出诸肾"，月经的产生以肾为主导，调经以补肾为主。补肾以填补精血、补益肾气为主，使阴生阳长，阴平阳秘，精血俱旺。脾为后天之本，气血生化之源，有统摄之功。扶脾在于健运脾胃以化生气血，升阳止血以调经。脾气健运，生化有源，统摄有权，血海充盈，月经可常。肝主疏泄，为藏血之脏，易为情志所伤。疏肝在于通调气机，以理气开郁为主，佐以养血柔肝，使肝气得疏，血海蓄溢有常，则经病可愈。调理气血，首先要辨气病、血病，病在气者，以治气为主，佐以理血；病在血者，则以治血为主，佐以理气。调理冲任，在于使冲任通盛，血海按期满盈。《景岳全书·妇人规》中记载："故调经之要，贵在补脾胃以资血之源，养肾气以安血之室，知斯二者，则尽善矣。"

总之，月经病病证寒热虚实错杂，临证治疗月经病应全面掌握其治疗原则和治法，并顺应和掌握一些规律，灵活应用。对于经期、周期、经量均严重失调的崩漏和闭经者，又当调控肾—天癸—冲任—胞宫轴，才能获得调经最佳疗效。

此外，适寒温、调情志、慎劳逸、禁房事、保清洁的月经期护理对防病于未然颇有意义。

月 经 先 期

　　月经先期指月经周期提前7天以上，甚至10余天一行，连续两个周期以上者，亦可称为"经期超前""经行先期""经早""经水不及期"。月经先期属于月经周期异常为主的月经病，常与月经过多并见，严重者可发展为崩漏，因此临床上应及时进行治疗。

　　西医学中黄体功能不足排卵性月经失调一般表现为月经周期缩短，月经频发，按中医月经先期论治。若出现盆腔炎体征者，应属于盆腔炎所致之月经先期，可按月经先期进行治疗。

　　本病最早见于汉代张仲景《金匮要略·妇人杂病脉证并治》："带下，经水不利，少腹满痛，经一月再见者。"并提出用调营破瘀的土瓜根散治疗。宋代《妇人大全良方·调经门》指出本病病机是"过于阳则前期而来"。《普济本事方·妇人诸疾》亦云："阳气乘阴则血流散溢……故令乍多而在月前。"朱丹溪的《丹溪心法·妇人八十八》更明确指出本病属血热为患，如说"经水不及期而来者，血热也，四物加黄连""未及期先来，乃是气血俱热，宜凉气血，柴胡、黄芩、当归、白芍、生地、香附之属"。以上医家均以阳旺、血热理论总结了月经先期的病因证治的一个方面。明代万全在《万氏女科·调经章》分别将"不及期而经先行""经过期后行""一月而经再行""数月而经一行"等逐一辨证论治，将月经前期作为一个病证开创的先例。《景岳全书·妇人规》对本病的病因、辨证、论治做了较为全面的阐述，提出了本病的另一个重要发病机理——气虚不摄。清代《傅青主女科·调经》也提出："先期而来多者，火热而水有余也；先期而来少者，火热而水不足也。"即根据经血量的多少以辨血热证之虚实。因此，本病的病机主要包括气虚和血热两个方面，气虚则统摄无权，冲任不固；血热则热扰冲任，伤及胞宫，血海不宁，均可使经水先期而至。

王氏认为月经先期的辨证，除着重周期提前外，还应重视经量、经色、经质的情况，并结合全身证候及舌脉辨其属实、属虚、属热。一般以周期提前或兼量多，色淡红，质稀薄，唇舌淡，脉弱者，属气虚；周期提前兼见量多，经色鲜红或紫红，质稠黏，量或多或少，唇舌红，脉数有力者，属阳盛血热；质稠，排出不畅，或有血块，胁腹胀满，脉弦者，属肝郁血热证；周期提前，经量减少，亦可有量正常或增多色红，质稠，脉虚而数，伴见阴虚津亏证候者，属虚热证；周期提前伴见经色暗红，有血块，小腹满痛者，属血瘀证。

本病的治疗原则重在调整月经周期，使之恢复正常，故须重视平时的调治，按其证候的属性，或补、或泻、或清、或养。脾气虚弱者，健脾益气、摄血固冲；肾气不固者，补肾固冲；阳盛血热者，清热凉血以固冲；肝郁血热者，疏肝清热以固冲；阴虚血热者，滋阴清热以固冲；瘀血阻滞者，活血化瘀调经以固冲。本病临床多见虚多实少，故用药不宜过于寒凉。本病伴见经量过多者，治疗可分期论治，即除了平时辨证施治以外，经期可酌用固冲止血之品，往往能够提高疗效。

一、辨证分型

1. 脾气虚证

主要证候：月经周期提前，经量或多或少，色淡红，神疲肢倦，气短懒言，小腹空坠，纳少便溏。舌淡红，苔薄白，脉细弱。治宜补脾益气，摄血调经。方用补中益气汤加减。

2. 肾气虚证

主要证候：月经周期提前，经量或多或少，色暗，质稀，腰膝酸软，头晕耳鸣，面色晦暗。舌淡暗，苔白润，脉沉细。治宜补益肾气，固冲调经。方用固阴煎加减。

3. 阳盛血热证

主要证候：月经先期而至，量多，色深红或紫红，质稠或有血块，或伴心烦，面红口干，小便黄，大便干。舌质红，苔黄，脉数或滑数。治宜清热凉血调经。方用清经散加减。

4. 阴虚血热证

主要证候：经来先期，量少或量多，色红，质稠，伴两颧潮红，手足心热，咽干口燥。舌质红，苔少，脉细数。治宜养阴清热调经。方用两地汤加减。

5. 肝郁血热证

主要证候：月经提前，量或多或少，经色深红，质稠，经行不畅，或有块；少腹胀痛，胸闷胁胀，乳房胀痛，或烦躁易怒，口苦咽干；舌红，苔薄黄，脉弦数。治宜疏肝清热，凉血调经。方用王氏变化逍遥散。

二、临床医案

【医案一】

张某，女，36岁，2018年9月12日初诊。

患者月经周期提前一年余，备孕调理。平素月经22天左右一行，末次月经2018年9月3日，量极少，3天净，色深红，有血块，腰酸、腰困，稍腹痛，无胸胀，精神欠佳。白带色量如常。平素咽干口燥，手足心热，五心烦躁，潮热汗出，纳眠一般，大便溏，小便可，舌红，少苔，脉细数。

中医诊断：月经先期（阴虚血热证）。

西医诊断：月经不调。

治法：养阴清热调经。

方药：生地黄30g，元参30g，麦冬15g，炒白芍15g，阿胶（烊化）4g，鳖甲12g，枸杞子15g，山茱萸12g，地骨皮8g，山药12g，陈皮9g，甘草5g。

7剂，水煎服，日1剂，早晚两次分服。

二诊：2018年10月17日。末次月经2018年10月5日，周期正常，未提前，量中，血块减少。服药后腰酸好转，精神好转。大便成形，一日一次。舌红，苔厚，脉细数。

方药：炒山药15g，炒白术30g，熟地黄30g，当归15g，炒白芍10g，炒酸枣仁10g，柴胡4g，牡丹皮10g，炒杜仲4g，紫河车6g，党参6g，南沙参10g，鹿角胶（烊化）4g，制何首乌12g。

7剂，水煎服，日1剂，早晚两次分服。

三诊：2018年12月12日。末次月经2018年12月4日，前次月经2018年11月7日，量可，色暗红，腰困症状大为好转，仍有潮热盗汗。舌尖红，苔厚，脉沉细数。

方药：生地黄30g，元参30g，麦冬15g，炒白芍15g，阿胶（烊化）4g，地骨皮8g，鳖甲12g，山茱萸12g，山药12g，陈皮9g，甘草5g，枸杞子15g。

5剂，水煎服，日1剂，早晚两次分服。

四诊：2018年12月19日。舌淡苔厚，脉沉。其余症状同前。继予三诊方5剂，水煎服。

随访经期如常，量适中，2019年初自然受孕，后足月分娩一健康男婴。

【按语】傅氏云："又有先期经来只一二点者，人以为血热之极也，谁知肾中火旺而阴水亏乎……"月经先期多属血热，本案患者先期而来量少，就属于傅青主所提到的"肾中火旺而阴水亏"者，王氏认为，此证为本虚标实证，故在治疗过程中不可见热则妄用苦寒清热之品，针对这种月经先期之阴虚血热者，可选用甘寒滋润之品，甘寒化阴，水足则热自消。方可选用两地汤加减，两地汤的主要功效是清热凉血、滋肾养阴，方中君药生地黄、元参皆可滋肾水、降虚火，是"壮水之主，以制阳光"之法；地骨皮清骨中之热；炒白芍、阿胶养血敛阴；麦冬滋阴增液。加味鳖甲滋阴退热除蒸；患者有腰酸腰困，加枸杞子、山茱萸补肾壮腰；患者另有便溏，加山药、陈皮健脾化湿。诸药合用，共奏滋阴清热、凉血调经、健脾益肾之功。

二诊患者末次月经周期正常，经量增，血块减，将至排卵期，为合此期"阴长"之生理特点，改用王氏益经汤健脾补肾、益精养血。三诊、四诊继用两地汤加味巩固疗效，后患者自然受孕，收效甚好。

【医案二】

杨某，女，37岁，2020年12月4日初诊。

患者一年内有两次胎停育史，近5年月经周期为23天，末次月经2020年11月29日，5天净，量少，色暗红，无血块，经行有腹痛，腰困明显，经前乳房胀痛，带下量、色正常，无味，略痒。平素性情易急躁，纳眠可，二便调。舌质偏红，苔薄黄，脉弦细数。

中医诊断：月经先期（肝郁肾虚血热证）。

西医诊断：月经不调。

治法：清热凉血，疏肝解郁。

方药：①当归15g，熟地黄18g，川芎6g，仙茅6g，五味子15g，枸杞子15g，女贞子12g，覆盆子15g，沙苑子5g，淫羊藿10g，炒白芍12g，益母草12g，陈皮9g，黄精20g。

3剂，水煎服，日1剂，早晚两次分服。

②牡丹皮8g，焦栀子8g，当归25g，白芍25g，柴胡6g，茯苓12g，白术15g，甘草5g，黄精20g，益母草15g，陈皮9g，菟丝子15g，鹿角胶（烊化）3g。

4剂，水煎服，日1剂，早晚两次分服。

先服①号方，再服②号方。

二诊：2020年12月11日。左侧大腿根部困重疼痛，舌淡，苔薄，脉沉细。

方药：牡丹皮8g，焦栀子8g，当归25g，白芍25g，柴胡6g，茯苓12g，白术15g，甘草5g，黄精20g，益母草15g，陈皮9g，菟丝子15g，鹿角胶（烊化）3g。

7剂，水煎服，日1剂，早晚两次分服。

三诊：2020年12月18日。腰痛好转，12月12日有咖色分泌物，带下量略多。

方药：熟地黄30g，焦白术30g，当归15g，炒山药15g，炒白芍10g，炒酸枣仁10g，柴胡4g，南沙参10g，炒杜仲4g，鹿角胶（烊化）4g，牡丹皮6g，紫河车6g，党参6g。

7剂，水煎服，日1剂，早晚两次分服。同时，嘱患者畅情志，劳逸结合。

四诊：2020年12月25日。尚有腰困、胸胀，余无不适。

方药：牡丹皮8g，焦栀子8g，当归25g，白芍25g，柴胡6g，茯苓12g，白术15g，甘草5g，黄精30g，益母草15g，陈皮9g，菟丝子15g，鹿角胶（烊化）4g。

7剂，水煎服，日1剂，早晚两次分服。

如此治疗半年，随访患者，月经已恢复正常周期，未再提前。

【按语】本案患者近一年内有两次胎停育史，怀孕的喜悦和胎停育的恐惧交织，患者情绪波动大，加之两次胎停育的不良孕产史，使得患者心情抑郁及焦虑。总体辨证属肝郁肾虚血热证，治以清热凉血、疏肝解郁。方选用王氏变化逍遥散，方中牡丹皮、焦栀子清热凉血；柴胡疏肝解郁，使肝条达舒畅；当归、白芍和血养血，补肝体而助肝用；见肝病，知肝传脾，木郁则土衰，肝病易传脾，故宜白术、茯苓、甘草实土以御木，且使营血化生有源。而黄精、菟丝子、鹿角胶能补肾益精养血，保证肾精的充足；再以益母草活血调经。最后以陈皮理气健脾，防滋腻，便补而不滞，全方疏柔合法，肝脾同治，气血同调。王氏认为有多产史及多次不良孕产史的患者，其肾阴耗损极大，故可以在后期治疗过程中酌情加入益肾填精药。

【医案三】

雷某，女，33岁，公司职员，2017年9月12日初诊。

经期提前，19～21天一行，患者既往月经规律，14岁月经初潮7天/27～29天，末次月经2017年8月26日。于一年前生完二胎后月经开始提前，经量偏少，色淡暗，质清稀，腰困，无其他伴随症状。刻下症见：腰酸腿软，熬夜后出现耳鸣，面色晦暗，经前经后腰困加重，白带量少，色白，无异味，纳可，眠可，二便调。舌淡暗，苔白润，脉沉细，尺部弱。生育史：G_2P_2。妇科检查示：子宫及双附件未见异常，内膜厚约1.3cm，余未见异常。

中医诊断：月经先期（肾气虚证）。

西医诊断：月经不调。

治法：补气益肾，固冲调经。

方药：党参15g，熟地黄15g，炒山药18g，山茱萸6g，远志12g，炙甘草6g，五味子15g，菟丝子15g。

7剂，水煎服，日1剂，早晚两次分服。

二诊：2017年9月21日。末次月经2017年9月15日，仍提前，但腰酸腿软有改善，气色好转，经量较前增多，经色淡红，经前经后腰困没有好转，白带量较前增多，但仍偏少，且质清稀。舌淡偏暗，苔白润，脉沉细。初诊方加杜仲15g，再进7剂。

三诊：2017年9月29日。患者述服药后整个人精神明显改善，腰酸腿软明显好转。宗二诊方再进7剂。

四诊：2018年2月23日。末次月经2018年2月13日，患者述2017年9月底最后一次服药后月经周期正常，6天／27～29天，自以为完全好转所以没有继续求治，两天前突感腰困，遂来求治。余视其面色红润有光泽，舌淡苔薄白，脉虽沉但有力，嘱其自行服用金匮肾气丸两月巩固。

随访未复发。

【按语】冲任之本在肾，本案患者经过两次孕产，耗损肾中精气，进而影响冲任，冲任不固，故月经提前；肾虚精血不足，故量少，经色淡暗，质稀；腰为肾之外府，肾主骨，肾虚故腰困、腰酸腿软；肾虚精血不足，髓海失养，故耳鸣；肾虚则肾水之色上泛，故面色晦暗。舌淡暗，脉沉细，也为肾虚之征。王氏认为，妇人以血为用，女性需经历经、孕、胎、产，阴精耗损较多，由此在临床诊治用药原则上须得时时顾护阴精，少用辛温耗散之品，如附子、干姜等，针对月经先期肾气虚证，治宜补益肾气，固冲调经。方用固阴煎加减，方中熟地黄、山茱萸滋肾益精；党参、炒山药、炙甘草健脾益气，补后天养先天以固命门；菟丝子补肾益精气；五味子、远志交通心肾，使心气下通，以加强固摄肾气之功。全方共奏补肾益气、固肾调经之功。

二诊患者诸症稍好转，但仍有腰困且月经仍提前，加用杜仲补肝肾、强筋骨。三诊诸症明显好转，故继用此方加固疗效，后四诊患者月经周期正常，但仍偶有腰困，考虑到患者肾气较前明显充足，且中草药熬煮稍有不便，嘱患者可服金匮肾气丸继以补肾益精。

月 经 后 期

月经后期指月经周期延长7天以上，甚至3～5个月一行，连续出现两个周期以上者，亦可称为"经行后期""月经延后""月经落后""经迟"等。一般认为需连续出现两个周期以上，若每次仅延后3～5天，或偶然延后一次，下次仍如期来潮者，均不作月经后期论治。此外，青春期月经初潮后一年内或围绝经期，周期时有延后而无其他证候者，不作病论。西医学中异常子宫出血，出现月经延后征象者，可按本病治疗。排卵性月经后期主要是因为卵泡期卵泡雌激素分泌相对不足而卵泡发育迟缓，不能届时成熟而导致排卵延后，月经后期而至。无排卵性月经失调则是在月经周期中不能形成黄体生成素、卵泡刺激素高峰，卵巢不能排卵而导致月经紊乱，表现为月经周期延后。若伴经量过少，月经后期常可发展为闭经，临证应引起高度重视，及早治疗。

本病首见于汉代张仲景《金匮要略·妇人杂病脉证并

治》中"温经汤"方下，即有"至期不来"的记载。其后《备急千金要方》《圣济总录》等亦载有"隔月不来""两月三月一来""或后期而至"，但仍未作为独立的病证来研究。宋代《妇人大全良方》中记载："过于阴则后时而至。"认为月经后期为阴盛血寒所致。《普济本事方·妇人诸疾》载："阴气乘阳，则胞寒气冷，血不营运……故今乍少，而在月后。"又提出阴盛阳虚、胞寒气冷是月经后期的病理，较之前人有所发展。朱丹溪《丹溪心法》中提出血虚、血热、痰多均可导致月经后期的发生，并提出相应的方药。后世医家又提出"脾经血虚""肝经血少""气血虚弱""气血虚少""气逆血少""脾胃虚损""痰湿壅滞"及"水亏血少，燥涩而然""阳虚内寒，生化失期"等月经后期的发病机理，使其病因病机渐臻完备。

王氏从众多古籍中总结经验如下：本病的病机主要分为虚实两端，虚者包括肾虚、血虚、虚寒而导致精血不足，冲任不充，血海不能按时满溢而经迟；实者多因气滞、血寒、痰湿等导致血行不畅，冲任受阻，血海不能如期满盈，致使月经后期而来。本病辨证，应根据经色、经量、经质及全身证候，结合舌脉，辨其虚、实、寒、热。一般后期量少，色淡暗，质清稀，腰腿酸软者，为肾虚；后期量少，色淡质稀，头晕心悸者，为血虚；后期量少，色淡质稀，小腹隐痛，喜暖喜按者，为虚寒；后期量少，色暗或有块，小腹冷痛拒按者，为实寒；后期量少或正常，色暗红或有块，小腹胀痛者，为气滞。

王氏在治疗本病时以调整周期为主，认为应重在平时。治法应本着"虚者补之，实者泻之，寒者温之，热者清之"的原则分别施治。本病属虚、属寒者多，不宜过用辛燥及破血之品，以免损伤气血，亦不可过用滋腻或刚燥之剂，以免损伤阳气或劫阴伤津。

一、辨证分型

1. 肾虚证

主要证候：周期延长，量少，色暗淡，质清稀；腰膝酸软，头晕耳鸣，面色晦暗，或面部暗斑。舌淡，苔薄白，脉沉细。治宜补肾助阳，养血调经。方用王氏益经汤加减。

2. 血虚证

主要证候：周期延长，量少，色淡红，质清稀，小腹绵绵作痛；或头晕眼花，心悸少寐，面色苍白或萎黄。舌质淡红，苔薄，脉细弱。治宜补血填精，益气调经。方用大补元煎加减。

3. 血寒证

（1）虚寒证

主要证候：月经延后，量少，色淡红，质清稀，小腹隐痛，喜暖喜按；腰酸无力，小便清长，大便稀溏。舌淡，苔白，脉沉迟或细弱。治宜温阳散寒，养血调经。方选《金匮要略》之温经汤。

（2）实寒证

主要证候：月经延后，量少，色暗有块，小腹冷痛拒按，得热痛减；畏寒肢冷，或面色青白。舌质淡暗，苔白，脉沉紧。治宜温经散寒，活血调经。方选《妇人大全良方》之温经汤。

4. 气滞证

主要证候：月经延后，量少，色暗红或有血块，小腹胀痛；精神抑郁，经前胸胁、乳房胀痛。舌质正常或红，苔薄白或微黄，脉弦或弦数。治宜理气行滞，和血调经。方用乌药汤加减或逍遥散加减。

5. 痰湿证

主要证候：月经后期，量少，经血夹杂黏液；形体肥胖，脘闷呕恶，腹满便溏，带下量多。舌淡胖，苔白腻，脉滑。治宜燥湿化痰，理气调经。方选苍附导痰丸加减。

二、临床医案

【医案一】

陈某，女，40岁，2016年3月9日初诊。

患者经期常延后20余日，既往月经尚规律，初潮年龄15岁，5天／27～30天，末次月经：2016年2月2日。生育史：G_2P_1。近1年来无明显诱因出现经期推后，超过7天，月经周期常在50天左右，经量少，色淡，平素常感头晕耳鸣，腰膝酸软，刻下症见：面色晦暗，腰膝酸困，舌淡，苔薄白，脉沉细。无口干、口苦。妇科彩超示：子宫内膜厚约1.0cm，余未见异常，性激素系列未见明显异常。

中医诊断：月经后期（肝肾不足证）。

西医诊断：月经不调。

治法：补益肝肾。

方药：熟地黄30g，焦白术30g，当归15g，炒山药15g，炒白芍10g，炒酸枣仁10g，柴胡4g，南沙参10g，炒杜仲4g，太子参6g，牡丹皮6g，益母草15g，陈皮9g。

7剂，水煎服，日1剂，早晚两次分服。同时，嘱患者畅情志，起居有时。

二诊：2016年3月16日。月经尚未来潮，膝盖酸困略有好转，白带增多，仍有腰酸，舌淡，苔薄白，脉沉细。守初诊方继续治疗。7剂，水煎服，日1剂，早晚两次分服。

三诊：2016年3月23日。月经已于3月19日来潮，量少，色暗，无血块。更拟下方：当归15g，熟地黄18g，川芎6g，炒白芍12g，五味子15g，沙苑子15g，女贞子20g，覆盆子15g，枸杞子15g，淫羊藿10g，仙茅6g，益母草15g，陈皮9g。10剂，水煎服，日1剂，早晚两次分服。

四诊：2016年4月3日。腰酸膝盖酸困明显好转，舌淡，苔薄白，脉沉细。守初诊方，7剂，水煎服，日1剂，早晚两次分服。

五诊：2016年4月21日。月经于4月17日来潮，量适中，色鲜红，无血块，腰酸，舌淡，苔薄白，脉沉细。如上法巩固两个周期，停药。随访发现月经均如期而至，诸症缓解。

【按语】王氏认为，月经病的辨证重在观察月经量、色、质的变化，并结合全身证候及舌脉，辨其虚、实、寒、热。该患者月经量少，色淡，伴有耳鸣、腰膝酸软，辨证属肾虚证。经水本出于肾，肾藏精，肾虚则精亏血少、冲任不足，血海不能按时满溢，故经行后期而量少。"虚则补之"，方中重用熟地黄滋阴补肾养血，炒山药固肾益精；重用炒白芍味厚则入中焦，健脾益气，脾气健则气血生化有源；当归、炒白芍、牡丹皮、益母草补血活血调经；太子参、南沙参益气养阴生津；柴胡引药入肝经；患者眠差，予炒酸枣仁宁心安神；腰膝酸困，予炒杜仲补肝肾、强筋骨；陈皮健脾理气，防补药滋腻。全方共奏疏肝补肾、活血调经之功，收获良效。

【医案二】

高某，女，27岁，2016年7月12日初诊。

月经45～57天一行，婚后一年未孕。患者自14岁初潮以来，月经常推后，5天／45～57天，末次月经2016年7月1日。量偏少，色暗红，有血块，平素腰部酸困，手脚不温，伴口干，经期小腹痛，喜温喜按。刻下见：腰部酸困，手脚凉，精神不佳，纳可，二便调。舌淡，苔白，脉沉迟。妇科彩超及性激素系列均未见明显异常。

中医诊断：月经后期（虚寒证）。

西医诊断：月经不调。

治法：祛寒调经。

方药：当归15g，川芎6g，炒白芍12g，生地黄18g，黄芪10g，艾叶10g，吴茱萸5g，香附10g，续断10g，肉桂6g，益母草12g，赤芍15g，延胡索9g，甘草5g。

7剂，水煎服，日1剂，早晚两次分服。同时，嘱患者畅情志，忌生冷。

二诊：2016年7月19日。患者手脚凉情况稍有缓解，精神好转，近两天发现大便稀溏，其余诸症未见缓解，舌淡，苔白，脉沉迟。遂初诊方去赤芍，生地黄18g改熟地黄18g。7剂，水煎服，日1剂，早晚两次分服。

三诊：2016年7月26日。患者手脚凉明显好转，腰部酸困缓解，大便成形，舌淡，苔白，脉沉迟。守二诊方，7剂，水煎服，日1剂，早晚两次分服。

四诊：2016年8月2日。末次月经2016年7月31日，已无腰部酸困症状，经期小腹凉、小腹痛及手脚凉均明显好转，遂嘱其每月行经前10天开始口服艾附暖宫丸，早晚各一丸，温开水送服，连服3个月经周期以巩固疗效，服药期间避孕，3个月后准备受孕。后电话随访，该患者规律治疗3个月后，月经规律，且已于停药第二个月成功受孕。

【按语】王氏调经重在气、血、阴、阳并补，加活血调经之味。本案患者自14岁初潮即月经后期，平素手脚凉、经期小腹发凉，表明素体阳虚，脏腑经脉失于温养，气血化生不足，血海充盈延迟，故经行后期，量偏少，四肢发凉；寒凝血瘀，故经血色暗有块。《景岳全书·妇人规》："凡阳气不足，血寒经迟者，色多不鲜，或色见沉黑，或涩滞而少。"辨证属血虚寒证，治以王氏调经种玉汤：方中当归、川芎、炒白芍养血活血；黄芪益气健脾；艾叶、吴茱萸、香附温经脉，暖胞宫，加性大热之肉桂补火助阳、温肾暖阳、散寒止痛、温通经脉；续断补益肝肾；延胡索、赤芍、益母草行气止痛、活血调经。患者初诊有口干症状，故用生地黄滋肾养阴以生津，二诊时出现便溏，故以熟地黄代之，并去赤芍，遵"方之精，变也"。调整用药后，三诊时便溏症状消失，余症得以明显缓解。四诊以艾附暖宫丸补血暖宫调经，巩固疗效。全方共奏补血养血、温经通脉之功，正切病机，故收效甚好。

【医案三】

崔某，女，40岁，2016年12月22日初诊。

经期推迟，37天到3个月一行。患者既往月经尚规律，初潮年龄15岁，5天/28～30天，末次月经2016年9月15日。量中，色暗红，无血块，伴腰酸及胸胀。近两年因工作压力大、劳累，出现经期推后，经常两月左右一行。刻下见胸胁胀满、腰困、白带量少，舌质暗，脉弦，纳可，二便调。生育史：G_3P_1。妇科彩超示：子宫大小如常，内膜厚约0.9cm，余未见异常。

中医诊断：月经后期（肝郁气滞证）。

西医诊断：月经不调。

治法：疏肝养血，补肾调经。

方药：当归25g，炒白芍25g，茯苓10g，醋柴胡6g，陈皮8g，菟丝子15g，丹参25g，紫河车6g，黄精15g，焦白术12g，甘草3g。

7剂，水煎服，日1剂，早晚两次分服。

二诊：2016年12月29日。患者经水未潮，胸胁胀满、腰酸困有所缓解，白带增多。舌质暗，脉滑，小腹略有不适。初诊方加香附9g。7剂，水煎服，日1剂，早晚两次分服。

三诊：2017年1月5日。患者于1月3日月经来潮，量少，色暗红，有少许血块，胸胁稍有胀痛，腰困，舌淡苔薄，脉弦滑。更拟下方：当归15g，炒白芍12g，川芎6g，生地黄18g，香附8g，茯苓10g，牡丹皮10g，益母草15g，陈皮8g，甘草5g。5剂，水煎服，日1剂，早晚两次分服。

四诊：2017年1月12日。患者诉上次药后诸症缓解，行经量可，色鲜红，血块减少，遂守初诊方，7剂，服药方法亦同前。

五诊：2017年2月9日（由于适逢春节，故中间未行治疗）。末次月经：2017年1月3日，行经5天，量可，色暗红，有少量血块，继续给予二诊方。7剂，水煎服，日1剂，早晚两次分服。并嘱患者经期前10天左右开始治疗。

按此法连续巩固三个周期，患者月经能如期而至，行经5～6天，量适中，色鲜红。

【按语】本案患者已年逾五七，正值不惑之年，阳明脉衰于上，肾气衰于下。近年因工作压力大而经行推后，高压状态使气机郁结，血为气滞，冲、任二脉不畅，血海不能按时满溢，故经行后期。经行胸胁胀满、脉弦皆为肝郁气滞之典型症状。肝气的条达、肾精的充足是保证月经按时而下的基本条件，故治以疏肝养血，补肾调经。方中重用当归、炒白芍养血和血，柔肝敛阴；肝郁气滞日久化火，另重用丹参活血凉血，祛瘀通经；焦白术、茯苓健脾利水；醋柴胡经醋制后缓和其升散之性，增强疏肝解郁之功；菟丝子、黄精补肾填精，使经血生化有源；陈皮健脾理气；甘草调和诸药。

二诊患者少腹不适，少腹为肝经循行部位，故加香附疏肝理气止痛。《本草纲目》云："香附之气平而不寒，香而能窜。"于行中有补，寒热均可应用。现代药理研究表明香附有松弛平滑肌、抗炎、保肝利胆等作用。后以初诊、二诊处方巩固，补肾疏肝调经，疗效颇佳。

【医案四】

陈某，女，31岁，2017年7月2日初诊。

经期推迟，40天到50天一行，持续一年半。患者既往月经规律，14岁月经初潮，6天／26～28天。末次月经2017年5月23日。月经量少，色淡，质清稀，无血块，腰酸，小腹有空坠感。近一年半常感乏力，精神差。刻下症见：腰困，小腹有空坠感，白带量少，纳差，眠可，稍有便秘，舌淡，质瘦，脉虚细。生育史：未生育。妇科彩超示：子宫大小如常，内膜厚约0.9cm，余未见异常。

中医诊断：经后期（血虚证）。

西医诊断：月经不调。

治法：补血益气调经。

方药：党参15g，山药12g，熟地黄18g，杜仲6g，当归15g，山茱萸6g，枸杞子9g，炙甘草6g，神曲15g，炒麦芽15g。

7剂，水煎服，日1剂，早晚两次分服。

二诊：2017年7月26日。末次月经2017年7月8日。患者自述服药5天时经血来潮，遂自行停药，腰困有明显改善，白带量增多，但小腹仍有空坠感，仍觉乏力，精神差，初诊方加升麻12g、仙鹤草20g，7剂，水煎服，日1剂，早晚两次分服。

三诊：2017年8月21日。患者自述服药后乏力、精神差明显改善，小腹空坠感仍有，但很轻微，此次经期缩短至

36天。末次月经8月13日。月经色淡红，量较之前多，质稍稠，伴有些许腰困与小腹空坠感，白带量增多，色白，无异味，舌淡，苔薄白，脉沉但有力。守方再进7剂，水煎服，日1剂，早晚两次分服。

四诊：2017年12月17日。患者述自上次服药后，经期规律，每27～28天一行，经色红，质稍稠，但量仍偏少，白带量正常，色白，无异味，精神可，纳可，二便调，舌淡，苔薄白，脉滑稍沉。方用归脾汤5剂善后。

【按语】妇人以血为主，唯能谨于调护，则气血周流，月水自然如期，若阴不足而月经推后一月，忽迟一月，则其形色不鲜，或涩滞而少，其脏气恶寒喜暖。本例患者为典型的气血亏虚之象。营血虚少，冲任不能按时通盛，血海不能如期满溢，月经错后，量少，色淡质稀，故用山药、当归、熟地黄等药补益冲任，养血调经；妇科疾病常以虚证为主或虚中夹实，奇经为病，无论补虚治实均当用"通因"一法，虚证宜通补，在充养精血的同时，加入神曲、炒麦芽等药调理脾胃，补而不滞，通补结合，气血同调。

月经先后无定期

月经周期时或提前、时或延后7天以上，交替不定且连续3个周期以上者，称为"月经先后无定期"。若伴有经量增多及经期延长，常可因经乱之甚发展为崩漏。本病的主要病机是肝肾功能失调，以致血海蓄溢和胞宫藏泻失常。

王氏认为，本病辨证应从月经的量、色、质等，结合兼证、舌脉，辨其在肝、在肾、在脾。一般以量正常或少，经色淡质清，腰部酸软，舌淡脉细弱者，属肾气亏虚；经量时多时少，行而不畅，或有血块，色、质正常，胸胁、少腹胀痛，舌苔正常，脉弦者，为肝郁气滞；量或多或少，色淡红，质清稀，气短神倦，纳少便溏，舌质淡，苔白，脉缓弱者，为脾气虚弱。肝、脾、肾三脏在发病过程中又可互相传变而为肝脾、肝肾、脾肾同病，亦可三脏同时受累。因此在辨证时既要识别在肝、在肾、在脾的不同主证，又要注意两脏同病或多脏受累的复杂证候，辨而治之，庶不致误。因而王氏提出本病的治疗贵在疏肝、补肾、调理冲任气血，从而达到调整月经周期的功效，故应重视平时治疗。大法应按病性的虚实寒热及病本在肝、在肾、在脾，或补、或疏、或温、或清。肾气亏虚者补之固之，肝郁气滞者疏之调之，脾气虚弱者益之健之。使气血和，冲任调，则经自如期。

一、辨证分型

1. 肝郁证

主要证候：经行或先或后，经量或多或少，色暗红，有血块；或经行不畅，胸胁、乳房、少腹胀痛，精神郁闷，时欲太息，嗳气食少。舌苔薄白或薄黄，脉弦。治宜疏肝解郁，和血调经。方用逍遥散加减。

2. 肾虚证

主要证候：经行或先或后，量少，色淡暗，质稀；头晕耳鸣，腰酸腿软，小便频数。舌淡，苔薄，脉沉细。治宜补肾益气，养血调经。方用固阴煎加减。

二、临床医案

崔某，女，46岁，2019年12月22日初诊。

患者月经先后不定期一年余，4～5天/22～60天，量少。末次月经2019年11月15日。量可，色暗红，无血块，伴腰部酸困，经前胸部胀痛。刻下症见：情绪不稳定，易急躁，腰酸困，纳眠可，二便调，舌暗，苔白，脉沉弦。

中医诊断：月经先后无定期（肝郁肾虚证）。

西医诊断：月经不调。

治法：疏肝解郁，补肾调经。

方药：当归25g，炒白芍25g，焦白术12g，菟丝子15g，丹参25g，紫河车10g，醋柴胡6g，茯苓10g，陈皮8g，黄精15g，甘草3g。

7剂，水煎服，日1剂，早晚两次分服，同时，嘱患者忌恼怒及辛辣饮食。

二诊：2019年12月29日。末次月经2019年12月28日，量少色淡，腰部酸困有缓解但仍感腰困，经前胸部胀痛好转。畏寒怕冷，手脚冰凉，舌淡，苔白，脉沉。

方药：①当归15g，川芎6g，炒白芍10g，熟地黄18g，延胡索10g，香附12g，吴茱萸5g，肉桂4g，牡丹皮12g，茯苓12g，陈皮10g，甘草5g。

3剂，水煎服，日1剂，早晚两次分服。

②当归15g，熟地黄18g，川芎6g，仙茅6g，五味子15g，枸杞子15g，女贞子12g，覆盆子15g，沙苑子15g，淫羊藿10g，炒白芍12g，益母草12g，陈皮9g，黄精20g。

4剂，水煎服，日1剂，早晚两次分服。

先服①号方，再服②号方。

三诊：2020年2月9日。末次月经2020年2月1日，行经

3天，有咖色分泌物，腰酸缓解，畏寒、手脚冰凉好转，舌淡，苔白，脉沉迟。继予二诊②号处方7剂巩固治疗。

四诊：2020年3月4日。末次月经2020年2月1日，患者周期正常，经行有腹痛，经前胸胀，伴口干，二便正常。继予一诊方药7剂，水煎服，日1剂，早晚两次分服。

该患者巩固治疗两月，半年后随访，经水均能如期而至。

【按语】《傅青主女科》云："夫经水出诸肾，而肝为肾之子，肝郁则肾亦郁矣；肾郁而气必不宣，前后之或断或续，正肾之或通或闭耳……治法宜舒肝之郁，即开肾之郁也，肝肾之郁既开，而经水自有一定之期矣。方用定经汤。"该患者年逾六七，"三阳脉衰于上，面皆焦，发始白"，天癸始衰，肾气已虚；加之经前胸部胀痛，情绪不稳定、易急躁，脉弦，为一派肝郁气滞之象。辨证属肝郁肾虚证，方用傅氏定经汤加减疏肝解郁、补肾调经。方中重用当归、炒白芍养肝血、益肝阴；重用丹参凉血活血通经、清心除烦；醋柴胡疏肝解郁；菟丝子、紫河车、黄精益肾填精养血；焦白术、陈皮、茯苓健脾行气，使气血生化有源，同时助运补药；甘草调和诸药。

二诊患者正值经期，但周期仍有推后，量少色淡，畏寒肢凉，舌淡苔白，辨证属虚寒，故更换处方：以方药①王氏调经种玉汤补血养血、温通经脉，方药②王氏仙花送子汤益肾固精、温肾助阳。正切病机，收效良好。王氏妇科流派擅用补益之药，补而不滞，并重视根据月经四大周期之特点处方用药，往往收获良效。

经 期 延 长

经期延长指月经周期基本正常，行经超过7天以上，但在两周之内能自止者。本病的病因病机主要为虚、热、瘀致冲任不固，经血失约而淋漓不尽。虚者主要为气虚冲任不固，实者主要包括热扰冲任和瘀阻冲任。

王氏在本病辨证上以月经量、色、质为主，结合全身证候及舌脉综合分析。同是经期延长，若见经色淡，质清稀，伴脾气虚脉证，属脾虚气弱；如见色鲜红质稠，量少，伴阴虚内热脉证，舌红脉细数，属阴虚内热；若经色暗如酱，夹黏液，质黏稠，气秽臭，伴见小腹疼痛，平时带下量多，苔黄腻者，多属湿热蕴结；若经色黑而有块，少腹疼痛拒按，舌紫暗或有瘀点，脉沉涩，多属瘀血阻滞。本病的治疗以固冲止血调经为大法，重在缩短经期达正常范围，以经期服药为主。气虚者，益气摄血，佐以温经止血；阴虚内热者，宜滋阴清热，安冲宁血；湿热蕴结者，清利湿热，佐以止血；瘀血阻滞者，以通为止，活血化瘀止血。不可概投固涩之剂，以防犯虚虚实实之戒。如确与节育环位置异常有关，需换环或取环处理。

一、辨证分型

1. 气虚证

主要证候：经血过期不净，量多，色淡，质稀；倦怠乏力，气短懒言，小腹空坠，面色㿠白。舌淡，苔薄，脉缓弱。治宜补气摄血，固冲调经。方选举元煎加减。

2. 阴虚血热证

主要证候：经期时间延长，量少，色鲜红，质稠；咽干口燥，或见潮热颧红，或手足心热。舌红，苔少，脉细数。治宜养阴清热，凉血调经。方选两地汤加减。

3. 湿热蕴结证

主要证候：经行时间延长，量不多，或色暗，质黏稠，或带下量多，色赤白或黄；或下腹热痛。舌红，苔黄腻，脉滑数。治宜清热祛湿，止血调经。方选固经丸加减。

4. 血瘀证

主要证候：经行时间延长，量或多或少，经色紫暗，有血块；经行下腹疼痛，拒按。舌质紫暗或有瘀点，脉弦涩。治宜活血祛瘀，理冲止血。方选桃红四物汤合失笑散加减。

二、临床医案

【医案一】

郝某，女，47岁，2019年9月19日初诊。

患者行经9～12天一年余，周期尚规律，初潮年龄13岁，末次月经2019年8月29日至9月8日，量少，色淡质稀，伴有腰困、胸胀，下肢酸软，无腹痛。平素神疲乏力，口干，睡眠不佳。舌红苔薄，脉沉细。

中医诊断：经期延长（肾气亏虚证）。

西医诊断：异常子宫出血。

治法：补气摄血，固冲调经。

方药：熟地黄25g，当归20g，川芎10g，炒白芍12g，山茱萸9g，续断3g，炒白术15g，荆芥穗9g，甘草5g，百合20g，炒酸枣仁10g。

7剂，水煎服，日1剂，早晚两次分服。同时，嘱患者忌劳累。

二诊：2019年9月26日。患者诉气短乏力，睡眠欠佳，大便偏干。

方药：党参15g，白术10g，茯苓10g，炙甘草6g，熟地黄20g，当归20g，川芎10g，炒白芍12g，炒酸枣仁20g，柏子仁9g。

7剂，水煎服，日1剂，早晚两次分服。

三诊：2019年10月10日。末次月经9月27日，量可，色暗红，有血丝，腰困较前减轻，仍有胸胀，略感腹胀，大便稀好转。效不更方，初诊处方加香附12g、陈皮10g，14剂。水煎服，日1剂，早晚两次分服。

四诊：2019年11月2日。末次月经10月25日至10月29日，经期明显缩短，量少，色黑红，无血丝、血块，略感腰困，胸胀好转。纳可，眠浅。继予二诊方7剂，水煎服，日1剂，早晚两次分服。

如上法继续巩固治疗3个月，患者经期、量、色均正常。

【按语】经期延长应与崩漏相鉴别，崩漏主要表现为子宫不规则出血，周期、经期、经量皆紊乱，但子宫及双附件无明显器质性病变。本病病因较复杂，一些器质性病变如子宫内膜息肉、子宫腺肌病、子宫下段疤痕憩室及宫内节育器等，均可造成经期延长，月经淋漓不净。本病虽与崩漏不同，但日久有发展为崩漏的趋势，正如《沈氏女科辑要笺正》提出："须知淋漓之延久，即是崩漏之先机。"故应予以重视，积极防治。本病辨证重在月经期、量、色、质的变化，辨其虚、热、瘀。治疗重在去除病因，调经止血，缩短经期。

本案患者月经量少，色淡质稀，伴有腰困、胸胀，下肢酸软，神疲乏力，口干，睡眠不佳，舌红苔薄，脉沉细，辨证属肾气亏虚，血虚冲任不固。下元不固，统摄无权，血不归经而经期延长，治宜"大补血而引之归经"，方用傅青主加减四物汤补血固摄，健脾益肾。后因症状易而更方八珍汤专补气血，辅以安神、养阴之品对症下药。总属肾气亏虚，阴虚血少之证，"虚则补之"，收获良效。

【医案二】

李某，女，41岁，2019年7月18日初诊。

患者经期延长半年余，10～13天/25～28天。末次月经2019年7月2日，经行至7月14日方净。量少，色淡红，无血块，无腰困。经期胸闷、气短，经后消失。刻下症见：体瘦，面色萎黄，神疲乏力，体倦嗜卧，不思饮食，大便偏稀。舌淡苔薄白，脉细弱。

中医诊断：经期延长（脾虚失摄，冲任不固证）。

西医诊断：异常子宫出血。

治法：补气摄血，固冲调经。

方药：党参15g，白术10g，茯苓10g，炙甘草6g，熟地黄20g，当归20g，川芎10g，炒白芍12g，鹿角胶（烊化）4g。

7剂，水煎服，日1剂，早晚两次分服。

二诊：2019年7月25日。劳累后气短，打嗝，睡眠不佳，舌胖大，苔薄。

方药：党参12g，焦白术12g，黄芪15g，当归12g，茯苓12g，酸枣仁12g，远志10g，龙眼肉10g，木香9g，甘草6g，生姜5片，大枣2枚。

7剂，水煎服，日1剂，早晚两次分服。

三诊：2019年8月5日。末次月经2019年7月28日，量可，色暗红，无血块。诉偶有胸闷气短，腹胀纳呆，眠浅。舌淡胖，苔白略厚，脉细弱。

方药：党参15g，焦白术12g，茯苓10g，炙甘草6g，熟地黄18g，当归15g，川芎6g，炒白芍12g，酸枣仁12g。

7剂，水煎服，日1剂，早晚两次分服。

依前法加减调理半年，随访患者经期恢复正常，行经5～7天，未再延长，取得满意疗效。

【按语】本患者素体瘦弱，月经量少色淡，经期胸闷、气短，面色萎黄，神疲乏力，体倦嗜卧，不思饮食，大便偏稀，为明显气血两亏之象。中气不足，冲任不固，不能制约经血，以致经期延长。《沈氏女科辑要笺正》曰："经事延长，淋漓不断，下元无固摄之权，虚象显然……皆宜封锁滋填，气血并补。"故以八珍汤补气养血，加鹿角胶益精养血，补肾固冲。二诊患者感劳累后气短、眠差，是为心脾气血两虚证，故用归脾汤益气补血，健脾养心安神。后患者气短好转，仅为偶发。本患者总体为较典型之气血两虚，以八珍汤为底益气扶正、养血固冲，是为治疗大法。

【医案三】

李某，女，39岁，2017年8月12日初诊。

　　患者经期延长，每次持续9～12天，既往月经规律，5天/27～28天，12岁月经初潮，末次月经2017年7月30日。月经量多，色淡，质稀，不伴腰困、胸胀，伴小腹空坠。近半年因为常值夜班，作息与饮食不规律，出现经血过期不净，常拖延到十数天方净。刻下症见：倦怠乏力，气短懒言，面色㿠白，纳可，入睡难，睡后易惊醒，白带量少，质清稀，无异味，便秘，大便二三日一行，舌淡，苔薄白，脉细弱。生育史：G_2P_1。妇科检查示：子宫及双附件无异常，内膜厚度约为0.7cm，其余无异常。

　　中医诊断：经期延长（气虚证）。

　　西医诊断：异常子宫出血。

　　治法：补气摄血，固冲调经。

　　方药：党参15g，炙黄芪18g，炙甘草6g，升麻12g，麸炒白术30g，陈皮6g，艾叶12g，荆芥炭15g，熟大黄6g，炒酸枣仁15g，远志15g。

　　7剂，水煎服，日1剂，早晚两次分服。

　　二诊：2017年8月23日。患者述服药后精神症状好转，身上也感觉有了力气，大便较之前增多，便秘明显改善，睡眠稍有好转。初诊方加茯神12g，再进7剂。

　　三诊：2017年9月1日。患者于8月31日月经来潮，经色由淡红转为鲜红，经量较前增多，小腹空坠明显改善，睡眠较前明显好转，睡眠尚可，白带量较前增多，色白，无异味，大便一日一行，质软，成形。守二诊方再进7剂。

四诊：2017年9月9日。患者述精神状态大大改善，周身有力，睡眠转为正常，不再便秘，白带量适中，色白，无异味。二诊方再进5剂以巩固疗效。

【按语】"经水来而不止者，气虚不能摄血也。"本案患者长期夜班劳累，作息、饮食不规律，劳则气耗，故而伤及脾气，脾主运化，气血生化有赖于脾的运化；脾主统血，脾能固摄血液，使之在脉内正常运行。脾运功能失常，则影响气血化生，导致气血不足；气的固摄功能减退，经血失于固摄，则导致行经时间长、量多；气虚火衰不能化赤为血，故经色淡、质稀；中气不足，阳气不布，故倦怠乏力、气短懒言、小腹空坠、面色㿠白；气虚无力推动，故便秘。舌淡，苔薄白，脉细弱，均为气虚之征。王氏认为，针对气虚证之经期延长，治当以"补"为主，补气固冲调经，还应重视补益脾肾，脾气虚则益气健脾，止血调经；常用举元煎加减。方中党参、炙黄芪、麸炒白术、陈皮、炙甘草补中健脾，益气摄血；升麻升举阳气；艾叶、荆芥炭温中止血；患者便秘，故加用熟大黄滋阴通便；平素入睡困难，故加用酸枣仁、远志安神益智。全方共奏补气升提、固冲止血之功。服药月余，患者经期正常，其余诸症明显好转，嘱患者平日注意作息、饮食规律，切勿过劳。

闭 经

　　原发性闭经是指女性年逾16岁，虽有第二性征发育但无月经来潮，或年逾14岁，尚无第二性征发育及月经。继发性闭经是指月经来潮后停止3个周期或6个月以上。《素问·评热病论》曰："月事不来者，胞脉闭也，胞脉者属心而络于胞中，今气上迫肺，心气不得下通，故月事不来也。"另妊娠、哺乳和围绝经期，或月经初潮后在一年内发生月经停闭，不伴有其他不适症状者，不作闭经论。

　　王氏妇科认为，月经的产生是脏腑、天癸、气血、冲任协调作用于胞宫的结果。肾、天癸、冲任、胞宫是产生月经的主要环节，其中任何一个环节发生功能失调都可导致血海不能满溢。而闭经的主要病机是冲任气血失调，分虚实两个方面。虚者不外乎肾气不足，冲任亏损；或肝肾亏损，经血不足；或脾胃虚弱，气血乏源；或阴虚血燥，精亏血少，导致冲任血海空虚，源断其流，无血可下而导致闭经。实证者多是由于气血阻滞，或痰湿流注下焦，使血流不畅，冲任阻滞，血海阻隔，经血不得下而成闭经。虚证常见肾虚证、脾虚证、精血亏虚证、气虚血瘀证等。

一、辨证分型

1. 肾虚证

①肾气虚证

主要证候：月经初潮来迟，或月经后期量少，渐至闭经；头晕耳鸣，腰膝酸软，小便频数，性欲降低。舌淡红，苔薄白，脉沉细。治宜补肾益气，养血调经。方用大补元煎加丹参、牛膝加减。

②肾阴虚证

主要证候：月经初潮来迟，或月经后期量少，渐至闭经；头晕耳鸣，腰膝酸软，或足跟痛，手足心热，甚则潮热盗汗，心烦少寐，颧红唇赤。舌红，苔少或无苔，脉细数。治宜滋肾益阴，养血调经。方用王氏益经汤加减。

③肾阳虚证

主要证候：月经初潮来迟，或月经后期量少，渐至闭经；头晕耳鸣，腰痛如折，畏寒肢冷，小便清长，夜尿多，大便溏薄，面色晦暗，或目眶暗黑。舌淡，苔白，脉沉弱。治宜温肾助阳，养血调经。方用十补丸加减。

2.脾虚证

主要证候：月经停闭数月；神疲肢倦，食少纳呆，脘腹胀满，大便溏薄，面色淡黄。舌淡胖，有齿痕，苔白腻，脉缓弱。治宜健脾益气，养血调经。方选参苓白术散加减。

3.精血亏虚证

主要证候：月经停闭数月；头晕目花，心悸少寐，面色萎黄，阴道干涩，皮肤干枯，毛发脱落，生殖器官萎缩。舌淡，苔少，脉沉细弱。治宜填精益气，养血调经。方选归肾丸加减。

4.气滞血瘀证

主要证候：月经停闭数月，小腹胀痛拒按；精神抑郁，烦躁易怒，胸胁胀满，嗳气叹息；舌紫暗或有瘀点，脉沉弦或涩而有力。治宜行气活血，祛瘀通经。方用逍遥散加减。

二、临床医案

【医案一】

冀某，女，37岁，2019年3月27日初诊。

闭经3个月，末次月经2018年12月26日。患者既往月经周期尚规律，37～39天一行，经行5天净，量少，色暗红，偶有血块，腰酸困，无腹痛。白带透明，量少无味，偶有瘙痒。口干口苦，平素多畏寒，纳眠可，二便调。舌淡胖，苔少，脉滑细数。2019年2月23日阴道超声示子宫内膜厚约0.5cm。

中医诊断：闭经（肝肾不足证）。

西医诊断：闭经。

治法：补肾益阴，养血通经。

方药：熟地黄30g，焦白术30g，当归15g，炒山药15g，炒白芍10g，炒酸枣仁10g，柴胡4g，南沙参10g，炒杜仲4g，太子参6g，牡丹皮6g，益母草15g，陈皮9g。

7剂，水煎服，日1剂，早晚两次分服，同时，嘱患者忌生冷、劳累。

二诊：2019年4月3日。末次月经2019年3月31日，量可，色红，口干口苦症状消失，舌红苔少，脉细数。效不更方，守初诊方14剂。

按此法巩固治疗3个周期，后电话随访，患者月经正常，能如期而至。

【按语】本案患者属继发性闭经，既往月经量少、经行腰酸困、口干均为肾阴虚、冲脉不足之征。肾气充，天癸至，冲盛任通是月事以时下的先决条件，如《医学正传》云："月经全借肾水施化，肾水既乏，则经血日以干涸。"医家张景岳有言："冲任之亏败，源断其流也……欲其不枯，无如养营。欲以通之，无如充之。"故治疗闭经以补肾为先。方用王氏益经汤健脾养血，补益肝肾；方中熟地黄、当归、炒白芍滋肾阴养血；焦白术、炒山药、陈皮健脾化湿；南沙参、太子参益气养阴生津；牡丹皮、益母草活血通经；炒杜仲补肝肾；患者另有口苦症状，加柴胡疏肝，和解少阳，并引药入肝经。全方阴血并补而不滞，肾精得充，经血生化有源，故得以收获良效。

【医案二】

郝某，女，18岁，2021年2月1日初诊。

患者末次月经2020年10月15日。既往月经周期28～30天，行经7天，量少，色暗红，有血块，有腰困及胸胀，无腹痛。带下量少，色白，无异味，不痒。刻下症见：患者情绪不稳定，畏寒肢冷，纳差眠可，大便黏。舌淡胖大，苔薄白，脉沉细弦。2021年1月30日彩超示子宫内膜厚度为0.7cm。

中医诊断：闭经（肝郁气滞证）。

西医诊断：闭经。

治法：疏肝行气，健脾养血。

方药：香附15g，艾叶10g，当归25g，白芍25g，柴胡9g，茯苓12g，白术15g，甘草5g，黄精20g，薄荷6g，陈皮9g，菟丝子15g。

7剂，水煎服，日1剂，早晚两次分服。

二诊：2021年2月10日。末次月经2020年2月9日，量可，色暗红，有血块。胸胀明显好转，仍有腰困症状。效不更方，继服初诊方7剂。

后按此方加减巩固治疗两月，电话随访，经水均如期而至。

【按语】肝肾同源，"女子以肝为先天"，肝性喜条达，恶抑郁，为藏血之脏，体阴而用阳。若情志不畅，肝木不能条达，肝体失于柔和，致肝郁血虚，则胸部胀痛、头晕目眩；肝木为病，易于传脾，脾胃虚弱，运化失司，故纳差、便溏、舌淡胖。本案患者经行量少，胸部胀痛，情绪不稳，纳差，便溏，舌淡胖大，苔薄白，脉沉细弦，为典型肝郁血虚脾弱证，故以逍遥散为底方加减治之。加香附以增强疏肝解郁、理气宽中之功；患者另有畏寒肢冷，故加艾叶温经通脉；腰困、带下量少为肾精亏虚之象，加黄精、菟丝子补肾填精。全方共奏疏肝健脾、温经养血、补肾填精之功。执经典之方圆机活法，顾护脾胃，是王氏妇科流派的一大诊疗特色，验之临床，往往收获良效。

【医案三】

白某，女，23岁，2019年10月17日初诊。

患者末次月经2019年10月5日，平素月经周期推后，30～180天不等，经行7天，量多，色深红，有血块，痛经。经行腰困，无胸胀。带下量多，色黄，无异味，不痒。刻下症见：面部长痘，手足凉，头晕，纳眠可，大便干，严重时

10余天一解。舌胖大，苔少，脉滑。

中医诊断：闭经（湿热蕴结证）。

西医诊断：闭经。

治法：清热利湿，活血通经。

方药：①龙胆草6g，栀子9g，黄芩9g，车前子12g，生地黄15g，柴胡6g，泽泻6g，川木通6g，当归15g，甘草3g。

4剂，水煎服，日1剂，早晚两次分服。

②茯苓12g，法半夏9g，陈皮6g，苍术12g，香附10g，胆南星6g，枳壳6g，甘草3g，生姜6g，神曲9g。

3剂，水煎服，日1剂，早晚两次分服。

先服①号方，再服②号方。

二诊：2019年10月24日。带下量、色有所好转，便秘好转。舌淡胖，有齿痕，苔少。继予初诊方①5剂清肝经湿热。

三诊：2019年10月31日。末次月经2019年10月5日，仍有带下色黄，舌淡胖，有齿痕，苔薄黄腻。更方药如下：

山药30g，芡实30g，白果12g，车前子3g，黄柏6g，党参12g，陈皮9g，炒白术15g，甘草6g。

7剂，水煎服，日1剂，早晚两次分服。

四诊：2019年11月7日。患者面部侧颊又长粉红色痘痘，予初诊方①7剂清肝胆湿热。

五诊：2019年11月14日。面部长痘有所好转，舌淡、胖大，有齿痕，苔白厚。

方药：苍术12g，香附10g，胆南星6g，枳壳6g，甘草3g，生姜6g，神曲9g。

7剂，水煎服，日1剂，早晚两次分服。

如上法调整处方用药继续巩固治疗两月余，患者月经如常，能按时而下，带下色、量亦复常。

【按语】王氏认为闭经各证候之间有一定联系，可相兼或转化，使病情日趋复杂。本患者带下量多，色黄，面部长痘，手足凉，头晕，大便干，舌胖大，苔少，脉滑，属湿热蕴结、寒热虚实并见之证，病机错综，但以湿热之象为著，故以龙胆泻肝汤清利肝经湿热。痰蒙清窍，故见头晕，继予二陈汤合苍附导痰汤健脾燥湿，化痰调经。三诊带下量多色黄，湿热下注之象复显，故更以易黄汤为基础方清热祛湿止带，加党参、炒白术、陈皮之味增强健脾行气之功。四诊、五诊病情有所反复，故反复对症用方巩固治疗。

本病预后与病因、体质、环境、精神、饮食等诸多因素相关。若病因病机单一，病程短者，一般调理较易；若病因病机复杂，累及多脏，病程久者，则较难治愈。总之，重建正常月经周期需要一定时间，须坚持调治，以防病情反复。故临证时亦需鼓励患者树立信心，兼具一定耐心，医患配合，方能取得满意疗效。

【医案四】

李某，女，24岁，2020年12月23日初诊。

患者末次月经2020年12月13日至12月20日，平素月经60～90天一行，经行4～5天，量多，色鲜红，有血块，腰困明显，无痛经、胸胀。带下量可，色黄质稀。口干口苦，精神良好，纳眠可，大便溏。舌淡紫，苔白厚，舌下络脉瘀紫，脉滑。2023年12月30日阴道彩超示卵巢囊泡样改变。身高：165cm，体重：85kg。

中医诊断：闭经（肾虚痰湿证）。

西医诊断：多囊卵巢综合征。

治法：燥湿化痰，补肾调经。

方药：丹参20g，赤芍12g，甘草5g，菟丝子10g，续断10g，苍术9g，黄柏9g，山茱萸10g，茵陈20g，茯苓10g，陈皮9g，姜半夏9g，枸杞子10g。

7剂，水煎服，日1剂，早晚两次分服。

二诊：2021年2月3日。末次月经2021年1月30日，周期明显缩短，量可，色黑转红，无血块，服初诊方后本次未见腰困症状。带下量可，色不黄，质稀。口干，无口苦。纳眠可，二便调。效不更方，初诊方加牡丹皮10g、益母草20g，以助活血凉血通经，7剂。

三诊：2021年2月10日。诸症缓解，感口干、乏力，初诊方药加太子参、生地黄、麦冬各10g，7剂。

宗前法随证加减，巩固治疗半年，随访患者月经均按时而下。

【按语】多囊卵巢综合征是育龄妇女常见的一种内分泌及代谢异常性疾病，以慢性无排卵和高雄激素血症为特征，主要表现为月经周期不规律、不孕、多毛和痤疮。该病具有一定的遗传基础，同时与免疫调节、胰岛素代谢及外界环境等多因素相关，危害女性健康及生育功能。

王氏认为本病的病因首分虚实，虚者以肾虚为本，精血不足，血海空虚，无血可下；实者多为痰、瘀阻滞冲任，经脉不通，血不得下。本病之治，虚者宜补而通之，实者宜泻而通之，然临证常见虚实夹杂者，当补中有通，攻中有养，以复正常、规律的月经周期为要。

"胖人多痰湿"，本案患者形盛肢满，经行腰困明显，带下色黄质稀，口干口苦，便溏，舌淡紫，苔白厚，舌下络脉瘀紫，脉滑，辨证属肾虚痰湿夹瘀。予丹参、赤芍活血祛瘀通经；黄柏、苍术、茵陈清热燥湿；二陈汤健脾燥湿化痰；菟丝子、续断、枸杞子、山茱萸之味补肾填精、益经血。全方共奏活血祛瘀、燥湿化痰、补肾健脾之功。

附：多囊卵巢综合征

多囊卵巢综合征（PCOS）是一种常见的妇科内分泌疾病。临床上以雄激素过高之生化表现、持续无排卵、卵巢多囊改变为特征，伴有胰岛素抵抗和肥胖。不同地域、种族、生活习惯人群中的PCOS发病情况和临床表现各不相同。

（一）诊断要点

1. 临床表现

PCOS多起病于青春期，主要临床表现为月经失调、雄激素过高和肥胖。

月经失调：为最主要症状。多表现为月经稀发或闭经，也可表现为不规则子宫出血，月经周期、经期或经量无规律性。

不孕：生育期妇女因排卵障碍而导致不孕。

多毛、痤疮：是高雄激素血症最常见的表现。表现为不同程度的多毛，以性毛为主，阴毛浓密且呈男性型倾向，延及腹中线、腹股沟、肛周，在上唇或下颌出现细须或乳晕周围长毛等。常见油脂性皮肤及痤疮，与体内雄激素积聚刺激皮脂腺分泌旺盛有关。

肥胖：常呈腹部肥胖型（腰围/臀围≥0.8），与胰岛素抵抗、雄激素过多、游离睾酮比例上升及瘦素抵抗有关。

黑棘皮症：阴唇、腹股沟、颈背部、腋下和乳房下等处皮肤褶皱部位出现灰褐色色素沉着，呈对称性，皮肤增厚，质地柔软。

2. 辅助检查

基础体温测定：表现为单相型基础体温曲线。

超声检查：见卵巢增大，包膜回声增强，轮廓较光滑，间质回声增强；一侧或两侧卵巢各有12个及以上直径为2～9cm无回声区，围绕卵巢边缘，呈车轮状排列，称为"项链征"。连续监测未见主导卵泡发育及排卵迹象。

腹腔镜检查：见卵巢增大，包膜增厚，表面光滑，呈灰白色，有新生血管。包膜下显露多个卵泡，无排卵征象，如无排卵孔、无血体、无黄体。镜下取卵巢活组织检查可确诊。

诊断性刮宫：在月经前数日或月经来潮6小时内进行，刮出的子宫内膜呈不同程度增生改变，无分泌期变化。对于闭经或月经不规律者，可了解子宫内膜增生情况。

血清雄激素：睾酮水平通常不超过正常范围上限2倍，雄烯二酮升高。

血清FSH（促卵泡生成素）、LH（促黄体生成素）：血清FSH正常或偏低，LH升高，但无排卵前峰值出现。FSH/LH≥2～3。

血清雌激素：雌酮（E_1）升高，雌二醇（E_2）正常或轻度升高，恒定于早卵泡期水平，$E_1/E_2 > 1$，高于正常周期。

尿17-酮类固醇：正常或轻度升高。

血清催乳素（PRL）：轻度升高。

血清抗米勒管激素（AMH）：多为正常人的2~4倍。

其他：腹部肥胖型患者，应监测空腹血糖及进行口服葡萄糖耐量试验（OGTT），并监测空腹胰岛素及葡萄糖负荷后血清胰岛素。

3. 诊断标准

综上所述：PCOS的诊断是排除性诊断。

国际上目前采用较多的是鹿特丹标准：在排除其他引起高雄激素的疾病之后满足以下3点中的两点即可诊断：

（1）稀发排卵或无排卵。

（2）临床高雄激素和（或）高雄激素血症。

（3）多囊卵巢表现（一侧或双侧卵巢直径2~9 mm的卵泡数≥12个和（或）卵巢体积≥10 ml）。

国内PCOS诊疗指南：月经稀发、闭经或不规则子宫出血是诊断的必需条件；另外符合临床高雄激素表现或高雄激素血症、超声PCOS表现中的1项并排除其他引起高雄激素和排卵异常的类似疾病即可诊断为PCOS。

青春期PCOS诊断须同时符合以下3个指标：初潮后月经稀发持续至少两年或闭经，高雄激素临床表现或高雄激素血症；超声下卵巢多囊改变。同时排除其他疾病。

（二）治疗

治疗原则：早诊断、早治疗，采用中西医结合治疗方法，以达到改善症状、恢复排卵性月经、受孕、防止子宫内膜癌发生的目的。

1. 调整生活方式

肥胖型多囊卵巢综合征患者应控制饮食和增加运动以降低体重和缩小腰围，增加胰岛素敏感性，降低胰岛素、睾酮水平，恢复排卵及生育功能。

2. 药物治疗

调节月经周期：定期合理应用药物。

口服避孕药物：雌孕激素联合周期疗法，常口服短效避孕药，周期性服用，疗程一般为3～6个月。孕激素通过负反馈抑制垂体LH异常分泌，减少卵巢分泌雄激素，并可直接作用于子宫内膜，抑制子宫内膜过度增生和调节月经周期。雌激素促进肝脏产生性激素结合球蛋白，减少游离睾酮，能抑制毛发生长和治疗痤疮。

孕激素后半周期疗法：可调节月经并保护子宫内膜。对LH过高分泌有抑制作用，达到恢复排卵的效果。

降低血雄激素水平，主要是下面3种激素。

（1）糖皮质类固醇：常用药物为地塞米松，每晚0.25mg 口服，可有效抑制脱氢表雄酮硫酸盐溶度，剂量不宜＞0.5mg/日，以免过度抑制垂体—肾上腺轴功能。适用于多囊卵巢综合征的雄激素过多为肾上腺来源和卵巢混合来源者。

（2）环丙孕酮：与炔雌醇组成口服避孕药，对降低高雄激素和治疗高雄激素体征有效。具有很强的抗雄激素作用，能抑制垂体促性腺激素的分泌，降低体内睾酮水平。

（3）螺内酯：剂量为40～200mg/日，治疗多毛须用药6～9个月。如出现月经不规则，可与口服避孕药联合应用。其是醛固酮受体的竞争性抑制剂，其抗雄激素机制为：抑制卵巢和肾上腺合成雄激素，增强雄激素分解，并在毛囊竞争雄激素受体。

改善胰岛素抵抗：对肥胖或有胰岛素抵抗患者常用胰岛素增敏剂。二甲双胍常用剂量口服500mg/次，2～3次/日，抑制肝脏合成葡萄糖，增加外周组织对胰岛素的敏感性。通过降低血胰岛素水平达到纠正患者高雄激素状态，改善卵巢排卵功能，提高促排卵治疗的效果。

诱发排卵：对有生育要求者，在进行上述基础治疗后，进行促排卵治疗。传统一线药物为氯米芬，氯米芬抵抗患者可给予来曲唑或二线促排卵药物如促性腺激素等。

3. 手术治疗

腹腔镜下卵巢打孔术：适用于LH和游离睾酮升高、对促排卵药物治疗无效的患者。一般每侧卵巢打4个孔为宜。此法可提高排卵率及妊娠率。

卵巢楔形切除术：将双侧卵巢楔形切除1/3，以降低雄激素水平，减轻多毛症状，提高妊娠率。

（三）诊疗过程

根据月经稀发、不孕、肥胖、痤疮、多毛等病史及激素、B超、BBT（基础体温）、腹腔镜检查可确诊PCOS。

根据患者有无生育要求采取不同的治疗方法。

有生育要求者

促排卵、氯米芬、来曲唑、辨证论治治疗或手术治疗（卵巢打孔术、卵巢楔形切除术）。

无生育要求者

一般治疗：肥胖型PCOS患者，控制饮食，增加运动。

调整生化方式、建立月经周期、辨证论治治疗。

调节内分泌：高雄激素血症用炔雌醇环丙孕酮片、螺内酯、地塞米松，高胰岛素血症用二甲双胍。

手术治疗：卵巢打孔术、卵巢楔形切除术。

月 经 过 多

月经量较正常明显增多，而周期基本正常者，称为"月经过多"，亦称为"经水过多"。一般认为月经量以30~50ml为适宜，超过80ml可称为月经过多。本病可与周期、经期异常并见，如月经先期、月经后期、经期延长伴经量增多。

医圣张仲景曾在《金匮要略·妇人杂病脉证并治》中记载"月水来过多"，并应用温经汤进行治疗。王氏妇科在治疗寒凝血瘀引起的月经过多时常用此方，治疗效果显著。汉代以后至金元以前的医籍，将月经量的乍多乍少，周期的或先或后，统称为月水不调。刘河间在《素问病机气宜保命集·妇人胎产论》中首先提出"经水过多"的病名，对本病的病机以阳盛实热立论，治法重在清热凉血，并辅以养血调经，载有"治妇人经水过多，别无余证，四物内，加黄芩、白术各一两"。朱丹溪在《丹溪心法》中将本病的病机分为血热、痰多、血虚，并配有相应的治疗药物，同时还记载了妇人气弱不足以摄血，月经来时多的验案。《傅青主女科·调经》认为血虚而不能归经是导致本病的主要原因。清代《医宗金鉴·妇科心法要诀》依据经血的色、质、气、味及带下的特点，用以辨别虚实寒热："经水过多，清稀浅红，乃气虚不能摄血也。若稠粘深红，则为热盛有余。或经之前后兼赤白带，而时下臭秽，乃湿热腐化也。若形清腥秽，乃湿瘀寒湿所化也。"《妇科玉尺·月经》提出"热血凝结""离经畜血"可导致经量过多，其特征是经血有块而腹痛，并提出由于体质不同，经水过多的病机也不同，肥人多虚寒，治宜温经固涩，而瘦人多火旺，治宜滋阴清热。

在临床上，王氏通常将其分为三型：气虚证、血热证、血瘀证。并认为本病治法应掌握经期与平时的不同，经期以辨证止血固冲为主，其目的在于减少血量，防止失血而伤阴。平时应根据辨证采取益气、养阴、清热、化瘀等方法以治本，并慎用温燥动血之品，以免增加出血量。西医学排卵性功能失调性子宫出血、子宫肌瘤、子宫肥大症、盆腔炎、子宫内膜异位症等疾病及宫内节育器引起的月经过多，可参考本病进行治疗。本病在西医妇科学中仅仅是一个症状，可出现于多种妇科疾病及全身疾病中，因此除辨证施治外还应重视辨病，采取最佳治疗方法。

一、辨证分型

1.气虚证

主要证候：行经量多，色淡红，质清稀；神疲体倦，气短懒言，小腹空坠，面色白。舌淡，苔薄，脉细弱。治宜补气摄血固冲。方选举元煎加减。

2.血热证

主要证候：经行量多，色鲜红或深红，质黏稠，或有小血块；伴口渴心烦，尿黄便结。舌红，苔黄，脉滑数。治宜清热凉血，固冲止血。方选保阴煎加减。

3.血瘀证

主要证候：经行量多，色紫暗，有血块；经行腹痛，或平时小腹胀痛。舌紫暗或有瘀点，脉涩。治宜活血化瘀止血。方选王氏消癥方加减。

二、临床医案

【医案一】

牛某，女，40岁，2019年1月2日初诊。

患者月经量多半年余。末次月经2018年12月10日至12月15日，后12月21日经水复来，至今未止。平素月经20余天一行，经行3~4天，量多色红，无血块，有痛经及腰困。带下量多透明。面色暗黄，唇色淡，平素易感乏力、口干，纳眠可，二便调。舌淡苔白，脉细弱。

中医诊断：月经过多（气阴两虚证）。

西医诊断：异常子宫出血。

治法：益气养阴，摄血固冲。

方药：炒白术15g，炒白芍12g，川芎6g，熟地黄18g，地榆炭10g，山茱萸12g，女贞子30g，墨旱莲15g，续断10g，当归15g，陈皮6g，荆芥炭10g，甘草5g。

7剂，水煎服，日1剂，早晚两次分服。

二诊：2019年1月9日。患者疲乏感缓解，但仍存在，小腹痛、腰困好转，大便偏稀。继守初诊方7剂。

三诊：2019年1月16日。右下腹胀，舌质红，有裂纹。继于初诊方基础上加香附10g，益气养阴摄血，7剂。

按此法连续巩固3个周期，患者月经能如期而至，且量如常。

【按语】本病主要病机是冲任不固，经血失于制约，病理因素主要有气虚、血热及血瘀，皆可使血不循经而溢于脉外。五脏六腑之血，全赖脾气统摄。本案患者一月内经复行而量多，面色暗黄、唇色淡，平素多感乏力，此为脾气虚致血虚，终为气血两虚。《傅青主女科》云："血归于经，虽旺而经亦不多；血不归经，虽衰而经亦不少……倘经多果是血旺，自是健壮之体，须当一行即止，精力如常，何至一行后而再行，而困乏无力耶！惟经多是血之虚，故再行而不胜其困乏，血损精散，骨中髓空，所以不能色华于面也。治法宜大补血而引之归经，又安有行后复行之病哉！方用加减四物汤。"此案正合傅氏所言，故用加减四物汤化裁。

方中熟地黄、炒白芍、当归、川芎补血行血；炒白术、山茱萸、续断健脾气、益肾气以统血；地榆炭、荆芥炭止血，其中荆芥炭可引血归经，使血行脉中而不溢，加炒白术、荆芥炭补中有利，加山茱萸、续断止中有行。另加二至丸补养肝肾之阴，陈皮健脾理气，甘草调和诸药。全方共奏大补气血、引血归经、止血调经之功。

【医案二】

王某，女，47岁，2020年12月11日初诊。

患者既往月经量多，2020年8月行清宫术治疗，术后经量少。2020年10月1日行经，量少，色鲜红，无血块；10月31日再次行经7天，量少；末次月经11月30日，淋漓至今，开始量少，12月8日量转多，有血块，经行腹痛，无胸胀。平素口干口苦，二便调。舌质暗，舌下络脉瘀阻，脉沉涩。患者有子宫腺肌病病史。

中医诊断：月经过多（痰瘀互结证）。

西医诊断：异常子宫出血，子宫腺肌病。

治法：活血化瘀，固冲止血。

方药：海藻12g，昆布12g，延胡索9g，川楝子12g，香附10g，鳖甲12g，生龙骨（先煎）30g，生牡蛎（先煎）30g，桂枝10g，茯苓15g，川牛膝9g，丝瓜络6g，三棱10g，莪术10g，皂角刺12g，山慈菇12g，羌活9g。

7剂，水煎服，日1剂，早晚两次分服。

二诊：2020年12月17日。服药3剂后量少，血渐止。12月11日彩超示子宫内膜厚1.1cm。效不更方，继予初诊方5剂巩固疗效。

三诊：2020年12月23日。口干口苦好转，便溏，食欲不振，予初诊方药加炒白术20g。7剂，水煎服，日1剂，早晚两次分服。

宗前法巩固治疗3个月，后随访患者经量如常。

【按语】月经过多的辨证重在月经色、质的变化，并结合全身证候及舌脉，辨其虚、热、瘀。本案患者自清宫术后月经量少，后转多而有血块，此为胞脉损伤、瘀血内阻。舌质暗，舌下络脉瘀阻，脉沉涩，更验为血瘀内停；加之有子宫腺肌病病史，痰阻于络，与瘀血搏结胞宫，阻滞冲、任二脉，新血不能归经而妄行，故月经量多。予王氏消癥方消痰散结、活血祛瘀。

月 经 过 少

　　月经周期正常，经量明显少于平时正常经量的1/2，或少于20ml，或行经时间不足两天，甚或点滴即净者，称为"月经过少"。又可称为"经量过少""经水涩少""经水少"。本病一般月经周期正常，但有时也可与周期异常并见，如先期伴量少、后期伴量少，后者往往是闭经的前驱症状。王叔和在《脉经·平妊娠胎动血分水分吐下腹痛证》中有"经水少"的记载，认为"亡其津液"为本病的病机。《素问病机气宜保命集·妇人胎产论》中"如经水少而血色和者"，以"四物四两，加熟地黄、当归各一两"进行治疗。明代万全《万氏妇人科·调经章》根据体质虚实提出："瘦人经水来少者，责其血虚少也，四物人参汤主之""肥人经水来少者，责其痰碍经隧也，用二陈加芎归汤主之。"《济阴纲目》指出："经水涩少，为虚为涩，虚则补之，涩则濡之。"李梴《医学入门·妇人门》认为因寒因热均可导致月经过少，"来少色和者，四物汤。点滴欲闭，潮烦脉数者，去芎、地，加泽兰叶三倍，甘草少许……内寒血涩来少……四物汤加桃仁、红花、牡丹皮、葵花"。本病发病机理有虚有实，虚者多因精亏血少，冲任血海亏虚，经血乏源；实者多由瘀血内停，或痰湿内生，痰瘀阻滞冲任血海，血行不畅而发为月经过少。

临床以肾虚、血虚、血瘀、痰湿为多见，所以王氏在临床中多采用健脾化湿、补益肾精、活血化瘀等治法来治疗月经过少。西医学中子宫发育不良、性腺功能低下等疾病导致的月经过少，可参照本病进行治疗。

一、辨证分型

1. 肾虚证

主要证候：经量素少或渐少，色暗淡，质稀；腰膝酸软，头晕耳鸣，足跟痛，或小腹冷，或夜尿多。舌淡，脉沉弱或沉迟。治宜补肾益精，养血调经。方选归肾丸。

2. 血虚证

主要证候：经来血量渐少，或点滴即净，色淡，质稀；或伴小腹隐痛，头晕眼花，心悸怔忡，面色萎黄。舌淡红，脉细。治宜养血益气调经。方选滋血汤。

3. 血瘀证

主要证候：经行涩少，色紫暗，有血块；小腹胀痛，血块排出后胀痛减轻。舌紫暗，或有瘀斑、瘀点，脉沉弦或沉涩。治宜活血化瘀调经。方选桃红四物汤。

4. 痰湿证

主要证候：经行量少，色淡红，质黏腻如痰；形体肥胖，胸闷呕恶，或带多黏腻。舌淡，苔白腻，脉滑。治宜化痰燥湿调经。方选苍附导痰丸。

二、临床医案

【医案一】

王某，女，31岁，2019年9月19日初诊。

患者月经量少一年余。平素月经5天/28～36天，经前乳房胀痛，末次月经2019年9月13日，量少，色暗红，有血块，胸胀，行经稍感腹痛。白带量少，色透明，无味。刻下症见：面部痤疮明显，性格急，肢冷腰困，纳眠可，二便调。舌红少苔，脉弦细。

中医诊断：月经过少（肾虚肝郁证）。

西医诊断：异常子宫出血。

治法：疏肝行气，养血调经。

方药：香附8g，艾叶10g，当归25g，白芍25g，柴胡6g，茯苓12g，白术20g，甘草5g，黄精20g，薄荷6g，陈皮9g，板蓝根15g。

7剂，水煎服，日1剂，早晚两次分服。

二诊：2019年9月26日。腰困缓解，长痘尚有，带下量少，大便不通畅，舌淡苔白。方药如下：

当归15g，熟地黄18g，川芎6g，炒白芍12g，五味子15g，枸杞子15g，女贞子12g，覆盆子15g，沙苑子15g，淫羊藿10g，仙茅6g，陈皮9g，鹿角胶4g，紫河车6g，黄精20g，板蓝根15g。

7剂，水煎服，日1剂，早晚两次分服。

三诊：2019年10月15日。末次月经10月12日，量略增多，无血块，带下量少，长痘好转，舌淡苔少。继予初诊方4剂，后二诊方3剂。

四诊：2019年10月24日。长痘好转，大便偏稀，舌淡胖，有齿痕。初诊方加苍术10g，7剂。

如上法巩固治疗3月，后随访经量如常。

【按语】月经量少主要责之肾虚，对育龄期女性而言往往兼有肝郁，如刘完素所言："天癸既行，皆从厥阴论治。"本案患者平素性急，既往经前乳房胀痛，脉弦细，畏寒肢冷，辨证属肝郁气滞兼有阳虚，故以香艾逍遥散疏肝解郁，温肾调经。另外患者面部痤疮明显，加板蓝根清热解毒。

二诊以王氏仙花送子汤补肾填精，养血调经，使经血化生有源。本方以四物汤为底养血和血；以五味子、枸杞子、女贞子、覆盆子、沙苑子"五子"滋阴补肾填精；再加"二仙"温肾阳、补肾精；最后以陈皮理气健脾防滋腻，使补而不滞。全方共奏益肾填精、温经养血之功。综上来看，唯有肾精充足，肝气条达，经水方可畅快而下，期量如常。

【医案二】

张某，女，36岁，2018年9月12日初诊。

患者月经量少一年余。月经周期28～30天，经行1～2天，量少，甚则点滴而下。末次月经2018年9月3日，经行1天半即净，量极少，色暗红，有血块，腹痛，腰酸困。白带量少无味。刻下症见：足心热，精神欠佳，口干喜饮，纳眠可，二便调。舌红少苔，脉细数。

中医诊断：月经过少（肾虚证）。

西医诊断：异常子宫出血。

治法：补肾益精，养血调经。

方药：熟地黄30g，焦白术30g，当归15g，炒山药15g，炒白芍10g，炒酸枣仁10g，柴胡4g，南沙参10g，炒杜仲4g，太子参6g，牡丹皮6g，益母草15g，陈皮9g，黄精20g。

7剂，水煎服，日1剂，早晚两次分服，同时嘱患者忌劳累。

二诊：2018年9月19日。精神好转，腰酸好转，舌淡苔白。效不更方，继予初诊方7剂。

三诊：2018年10月17日。末次月经2018年10月5日，量较前增多，色暗，腰酸怕冷，舌淡苔薄。方药如下：

当归25g，熟地黄20g，川芎6g，仙茅6g，五味子15g，枸杞子15g，女贞子12g，覆盆子15g，沙苑子15g，淫羊藿10g，炒白芍25g，益母草12g，陈皮9g，黄精20g。

7剂，水煎服，日1剂，早晚两次分服。

【按语】月经病的辨证重在月经色、质的变化，并结合全身证候及舌脉，辨其虚、实、瘀，虚者补之，实者泻之，瘀者化之。本案患者足心热，口干喜饮，舌红少苔，脉细数，乃肾阴亏损，精血不足，冲任亏虚，胞宫、胞脉失养，故见经量极少。治宜滋肾养阴益精血，方用王氏益经汤。方中熟地黄滋阴补肾养血，重用焦白术健脾益气，脾气健则气血生化有源；炒山药健脾固肾益精；当归、炒白芍、牡丹皮、益母草补血活血调经；太子参、南沙参益气养阴生津；柴胡引药入肝经；患者经行腰部酸困，予炒杜仲补肝肾、强筋骨；陈皮健脾理气，防补药滋腻。全方共奏补肾养阴、活血调经之功，收获良效。

【医案三】

郭某，女，34岁，2020年11月5日初诊。

患者月经量少两年余。平素月经2～3天/25～26天，经行量少，甚则点滴而下。末次月经2020年10月25日，经行两天即净，量少，色深红，有血块，腰部酸困明显。带下量少，色白。平日畏寒，精神欠佳，纳可，眠差多梦，大便质稀。舌淡苔薄白，脉沉细。生育史：G_4P_3。

中医诊断：月经过少（肾虚证）。

西医诊断：异常子宫出血。

治法：补肾益精，养血调经。

方药：当归15g，熟地黄18g，川芎6g，仙茅6g，五味子15g，枸杞子15g，女贞子12g，覆盆子15g，沙苑子15g，淫羊藿10g，炒白芍12g，益母草12g，陈皮9g，黄精20g，酸枣仁15g。

7剂，水煎服，日1剂，早晚两次分服。

二诊：2020年11月11日。腰酸症状较前好转，畏寒好转，睡眠情况较前稍好转，带下量增，大便偏稀。初诊方加炒白术20g，14剂。

三诊：2020年11月26日。末次月经11月22日，经期准，量较前明显增多，色暗红，少量血块，腰酸不显，纳可，眠差，二便调。继予初诊方加丹参20g、牡丹皮10g，7剂。

如前法加减治疗半年余，随访经量、带下均正常。

【按语】妇女经、孕、产、乳均以血为用，本患者多产多育，耗伤肾精及阴血。肾精不足，天癸不能按期而至，冲任不盛，血海不充，故经水、带下量少，腰部酸困明显。肾主骨生髓，肾精亏虚，不能濡养脏腑脑窍，故精神欠佳，眠差多梦；另有大便偏稀，则可知脾亦虚，但以肾虚为主；舌淡苔薄白，脉沉细，验为肾虚。治以四物五子汤益肾填精，滋阴养血，并补肾中之阴阳。加益母草活血调经利水；黄精健脾润肺益肾；酸枣仁养心安神；陈皮健脾行气，补而不滞。二诊诸症较前均有好转，除大便偏稀症状外，脾虚证显，故加炒白术健脾化湿。三诊正值经期，加丹参、牡丹皮活血化瘀，因势利导，符合女性生理周期特点。平时注重补肾填精以治本，经期活血化瘀以治标，标本兼治，法随机转，则药到病除。

经间期出血

　　两次月经中间，即为氤氲之时，出现周期性的少量阴道出血者，称为经间期出血。明代王肯堂在《证治准绳·女科·胎前门》中记载："天地生物，必有氤氲之时。万物化生，必有乐育之时……此天然之节候，生化之真机也……《丹经》云：一月止有一日，一日止有一时。凡妇人一月经行一度，必有一日氤氲之候，于一时辰间气蒸而热、昏而闷，有欲交接不可忍之状，此的候也。于此时逆而取之则成丹，顺而施之则成胎矣。"关于氤氲之时出血，王氏认为此出血是排卵期出血，可参考月经先期、经漏、赤白带下等疾病进行治疗。

　　女性月经周期的气血阴阳变化规律与自然界的海潮和日月的阴晴圆缺等周而复始的规律活动相一致，符合阴阳消长转化的规律。经间期是继经后期由阴转阳、由虚至盛的时期。月经来潮标志着前一周期的结束，新的周期的开始，排泄月经后血海空虚，阴精不足，随着月经周期演变，阴血逐渐增多，经血充盛，此时精化为气，阴转为阳，氤氲之状萌发"的候"到来。若此时体内阴阳调节功能失常：肾阴不足、湿热内蕴或瘀阻胞络，当阳气内动之时阴阳转化不协调，阴络易伤，损及冲任，血海固藏失职，血溢于外，酿成经间期出血。西医学排卵期出血可参照本病治疗，若出血量增多，出血期延长，失治误治则可发展为崩漏。

根据月经周期的阴阳变化，王氏妇科从理论和实践中得出以下经验：本病的治疗重在经后期，以滋肾养血为主，兼湿者除之，兼热者清之，兼瘀者化之，但必须认识到本病的病理生理特点及阴阳互根的关系，补阴不忘阳，适当地选择补阳药物。出血时，在辨证论治的前提下适当地加一些固冲止血药，使阴阳平和，气血调和。

一、辨证分型

1. 肾阴虚证

主要证候：经间期出血，量少或稍多，色鲜红，质黏；头晕耳鸣，腰膝酸软，五心烦热，夜寐不宁。舌红，苔少，脉细数。治宜滋肾养阴，固冲止血。方选两地汤合二至丸。

2. 湿热证

主要证候：经间期出现少量阴道流血，色深红，质稠，可见白带中夹血，或赤白带下，腰骶酸楚；或下腹时痛，神疲乏力，胸胁满闷，口苦纳呆，小便短赤。舌红，苔黄腻，脉濡或滑数。治宜清利湿热，固冲止血。方选清肝止淋汤。

3. 血瘀证

主要证候：经间期出血量少或稍多，色暗红或紫黑，或有血块，少腹一侧或两侧胀痛或刺痛，拒按，胸闷烦躁。舌质紫或有瘀斑，脉细弦。治宜化瘀止血。方选逐瘀止血汤。

二、临床医案

【医案一】

吕某，女，29岁，2018年2月21日初诊。

患者经间期出血1年余。平素月经周期5~6天/28~30天。末次月经2018年2月2日，量可，色暗红，有血块，伴有少腹痛，腰酸困。2月15日阴道少量出血3天，量少，色深红，质稠，伴腰酸。现带下色白，但平常其时有赤白相间的带下。精神欠佳，纳眠可，大便偏稀。舌边红，苔黄腻，脉滑数。某院查血HCG（人绒毛膜促性腺激素）未升高。

中医诊断：经间期出血（湿热证）。

西医诊断：异常子宫出血。

治法：清利湿热，固冲止血。

方药：炒白芍30g，当归30g，生地黄15g，阿胶（烊化）9g，牡丹皮9g，黄柏6g，牛膝6g，香附3g，茯苓6g。

7剂，水煎服，日1剂，早晚分服。

二诊：2018年2月27日。精神好转，腰酸症状较前缓解，赤白带量减。效不更方，继予上方14剂。

三诊：2018年3月25日。末次月经3月2日至3月6日，经后至今未见阴道出血。大便正常，舌淡，苔薄润。继予初诊方5剂巩固治疗。

【按语】经间期是继经后期由阴转阳、由虚至盛之期。本病的发生与月经周期气血阴阳的消长转化关系密切。若肝肾阴虚，或湿热内蕴，或瘀阻胞络，当阳气内动时，阴阳转化不协调，阴络易伤，损及冲任，血海固藏失职，血溢于外，酿成经间期出血。

本案患者经间期出血，色深质稠，带下时有赤白相间，大便偏稀。舌边红，苔黄腻，脉滑数，为一派湿热内蕴之象。《傅青主女科》有云："肝经之郁火内炽，下克脾土，脾土不能运化，致湿热之气蕴于带脉之间；而肝不藏血，亦渗于带脉之内，皆由脾气受伤，运化无力，湿热之气，随气下陷，同血俱下……血与湿不能两分，世人以赤带属之心火，误矣。治法须清肝火而扶脾气，则庶几可愈。方用清肝止淋汤。"傅氏认为本病是"火重而湿轻"之病变，"湿亦尽化而为血矣""治血湿亦除"。故重用炒白芍、当归滋阴平肝补血，阴血足则火自平，肝木得以条达；生地黄助其滋阴养血；阿胶养血止血；黄柏清热利湿；牡丹皮、香附活血行气，助肝气条达。全方共奏滋阴养血、滋水涵木、清火止血之功。

【医案二】

林某，女，37岁，2017年3月23日初诊。

月经干净后又出血，患者既往月经规律，14岁月经初潮，5天/26～28天，末次月经2017年3月15日。月经周期正常，色深红，质稠，无血块，伴经期胸胀，无经期腹胀，伴经期下腹疼痛。患者于半年前无明显诱因出现经间期出血，月经干净后第3～5天出现血性分泌物，量不多，但质地较黏稠。刻下症见：经期小腹疼痛，神疲乏力，胸胁满闷，晨起口苦，纳呆，白带色黄且黏，量少，无异味，大便溏，小便短赤，舌红苔黄腻，脉滑数。

中医诊断：经间期出血（湿热证）。

西医诊断：异常子宫出血。

治法：清利湿热，固冲止血。

方药：炒白芍30g，当归30g，生地黄15g，牡丹皮9g，黄柏6g，川牛膝9g，香附6g，小黑豆30g，茯苓15g，泽泻15g。

7剂，水煎服，日1剂，早晚两次分服。

二诊：2017年4月1日。患者诉口苦有减轻，大便溏症状稍有改善，白带仍黄，胸胁满闷有所减轻。舌红苔黄腻，脉滑数。初诊方加白术30g、薏苡仁30g，再进7剂。

三诊：2017年4月10日。患者诉服药后小便量明显增多，色稍黄，大便已成形，质软，胸胁满闷、口苦等不适症状较前明显好转，白带量稍增多，色稍黄，无异味，舌淡苔薄黄，脉滑。二诊方中白术、薏苡仁用量减半，加荆芥炭15g，再进7剂。嘱患者来月经时停药。

四诊：2017年4月22日。患者于4月14日月经来潮，月经量适中，色深红，质稍稠，无血块，经期小腹痛、胸胀较前明显减轻，晨起时稍觉口苦，二便调，此次月经干净后未见血性分泌物，白带量适中，色白，无异味，舌淡苔薄黄，脉滑。三诊方再进7剂以巩固疗效。

五诊：2017年7月16日。患者述自从上一次服药完后，未再见经间期出血，所有症状均明显改善，其余无不适。

【按语】排卵障碍性异常子宫出血（AUB-O）是妇科临床常见的多发病，属于疑难重症。传统中医典籍上并无"异常子宫出血"这个病名，其中与 AUB-O 相关的疾病有："月经先期""月经过多""经期延长""经间期出血""崩漏""功能失调性子宫出血"等。本例患者属于"经间期出血"疾病范畴。经间期重阴转阳，阳气内动，引动内蕴之湿热，而扰动冲任血海，影响固藏，故见阴道流血；湿热与血搏结，故质地较黏稠；湿热搏结，瘀滞不通，不通则痛，故下腹疼痛；湿热熏蒸，故口苦、纳呆；湿热蕴结下焦，故小便短赤、大便溏。舌红苔黄腻、脉滑数均为湿热之象。王氏认为，本病的发生为各种因素导致阴阳转化不协调所致，以调摄冲任、平衡阴阳为治疗大法，随证选用滋肾阴、补脾气、利湿热或者消瘀血的方药治疗。针对湿热证，常选用清肝止淋汤加减。方中炒白芍、当归、小黑豆养血补肝；生地黄、牡丹皮凉血清肝；黄柏、川牛膝清利湿热；香附理气调血；茯苓、泽泻利水渗湿。诸药合用，使得血旺而火自抑，火退则阴阳平衡。

【医案三】

张某，女，22岁，2017年5月6日初诊。

经间期出血，月经干净后再次出现少量出血，持续5月余。患者既往月经周期规律，13岁月经初潮，6天/28～30天，末次月经2017年4月25日。量稍多，色鲜红，质黏，无血块，伴腰困，无胸胀。近5个月来无明显诱因出现经间期出血，月经干净后再次少量出血的持续时间为一到两天。刻下症见：月经前后腰困，腰膝酸软，运动后出现头晕症状，休息后可缓解，手脚心热，大便干结，二三日一行，小便黄，渴喜冷饮，白带量少，色白，质黏，舌红少苔，脉细数。生育史：未生育。妇科检查：未检查。

中医诊断：经间期出血（肾阴虚证）。

西医诊断：异常子宫出血。

治法：滋肾养阴，固冲止血。

方药：生地黄30g，元参30g，白芍15g，麦冬15g，地骨皮9g，阿胶（烊化）9g，酒女贞子15g，墨旱莲12g。

7剂，水煎服，日1剂，早晚两次分服。

二诊：2017年5月14日。患者述服药后手脚心热的症状有所改善，大便较之前稍软，排便较前畅，腰膝酸软稍有好转，白带量较前增多，色白，质稍稀，无异味，舌微红，少苔，脉细数。初诊方加地榆炭15g、菟丝子15g，再进7剂。

三诊：2017年5月25日。患者于5月22日月经来潮，月经量适中，经色暗红，质稍稠，无血块，腰膝酸软症状较前明显好转，口渴症状较前明显改善，大便一日一行，质软，成形，白带量适中，色白，无异味，手脚心热较前大大改善，舌淡苔薄白，脉沉略细。二诊方去地榆炭，再进7剂。

四诊：2017年6月3日。患者自诉月经干净后未再出现阴道出血，所有症状均有明显改善，舌淡苔薄白，脉滑。三诊方再进5剂以善后。

【按语】《素问·奇病论》："胞络者，系于肾。"本案患者素体不足，肾阴偏虚。而月经的情况与肾脏的关系密切。在经间期精血冲盛，阴长至极，化精为期，若此时阴不制阳，则热扰冲任，破血妄行，因而阴道流血；阴虚日久，耗损阳气，阳气不足，统摄无权，血海不固，故出血反复发作；阴虚阳动，故手脚心热、运动后头晕。腰困、渴喜冷饮、舌红少苔、脉细数，均为肾阴虚之象。王氏认为：氤氲之时，肾精充盛，阴阳转化才能协调。因而针对肾气虚之经间期出血，治疗时需要注意滋肾养精，在滋补肾阴的同时也需重视温阳法，阴阳相调，阴中求阳，阳中求阴，阴阳协调。选两地汤合二至丸加减。方中以生地黄、元参、麦冬养阴滋液，壮水以制火；地骨皮清虚热，泻肾火；阿胶滋阴补血；酒女贞子、墨旱莲滋养肝肾而止血。全方共奏滋肾养阴、固冲止血之功。

二诊患者诸症稍好转，属经前期，予菟丝子补肾养精气、地榆炭收敛止血。

崩 漏

崩漏是妇女在非行经期间阴道大量流血或持续淋漓不断，前者谓之"崩中"，后者谓之"漏下"，是月经周期、经期、经量发生严重失常的病症。

崩，始见于《素问·阴阳别论》之"阴虚阳搏谓之崩"，泛指一切下血势急之妇科血崩证。漏，始见于《金匮要略方论·卷下》："妇人有漏下者，有半产后因续下血都不绝者，有妊娠下血者。"《金匮要略·妇人妊娠病脉证并治》中记载："妇人素有癥病，经断未及三月，而得漏下不止……其癥不去故也，当下其癥，桂枝茯苓丸主之。"提出宿有癥病，又兼受孕，癥痼害胎，下血不止，以及瘀阻冲任和子宫之病机、治法及方药。《金匮要略·妇人杂病脉证并治》中指出了妇人年五十，病下血数十日不止，温经汤主之，为冲任虚寒兼瘀热互结导致更年期崩漏的证治。《诸病源候论》首列"漏下候""崩中候""崩中漏下候"，并指出本病病机是"劳伤气血"或"腑脏损伤"，以致"冲任之脉虚损""不能制约其经血"，同时指出崩和漏可以相互转化。李东垣在《兰室秘藏》中论崩主脾肾之虚，又认为"肾水阴虚，不能镇守包络相火，故血走而崩也"。明代之后，后世医家继承并发展了方约之在《丹溪心法附余》中提出的治崩三法的内涵，推陈出新，成为治疗崩漏的"塞流""澄源""复旧"三法。《景岳全书·妇人规》中对崩漏论述尤为全面和精辟，明确指出"崩漏不止，经乱之甚者也"，确立了崩漏属于严重的月经病范畴。对病因病机提出"先损脾胃，次及冲任而然者"，尤其认为与五脏阴虚阳搏有关。进而提出"凡治此之法，宜审脏气，宜察阴阳。无火者求其脏而培之、补之；有火者察其经而清之、养之"，并出具了其对应的方药。

王氏总结崩漏与所有的血证一样，可概括为虚、热、瘀的机理。但由于脏腑相生相克，脏腑、气血、经络密切相关，以及病程日久，邪盛正衰易于反复，故崩漏的发生和发展常气血同病，累及多脏。根据"急则治其标，缓则治其本"的原则，暴崩之际，急当"塞流"止崩，以防止厥脱。临证之时，首辨出血期与止血后，出血期多见标证或虚实夹杂证，当根据血证出现的量、色、质特点以辨寒、热、虚、实。出血后常为本证或虚证。

急症处理：

1.补气摄血止崩　"留得一分血，便是留得一分气""气者人之根本也"。方选独参汤。

2.温阳止崩　若出现阴损及阳，虚阳妄动，血无气护时，症见血崩如注，动则大下，神志昏沉，四肢湿冷，脉芤或脉微欲绝，血压下降。此时为阴竭亡阳之危象，急需中西医结合治疗。中药以回阳救逆、温阳止崩为主，急投参附汤，亦可选用参附注射液或六味回阳汤。

3.滋阴固气止崩　使气因阴复血止，选用生脉二至止血汤。

4.祛瘀止崩　使瘀祛血止，用于瘀阻血海，子宫泻而不藏，下血如注。

（1）三七末3~6g，温开水冲服。

（2）云南白药一支，温开水冲服。

一、辨证分型

1.血热证

（1）实热证

主要证候：经血非时暴下，或淋漓不净又时而增多，血色深红或鲜红，质稠，或有血块；唇红目赤，烦热口渴，或大便干结，小便黄。舌红苔黄，脉滑数。治宜清热凉血，止血调经。方选清热固经汤。

（2）虚热证

主要证候：经血非时而下，量少淋漓，血色鲜红而质稠；心烦潮热，小便黄少，或大便干燥。舌质红，苔薄黄，脉细数。治宜养阴清热，止血调经。方选上下相资汤。

2. 肾虚证

（1）肾阴虚证

主要证候：月经紊乱无期，出血淋漓不尽或量多，色鲜红，质稠；头晕耳鸣，腰膝酸软，或见心烦。舌质偏红，苔少，脉细数。治宜滋肾益阴，止血调经。方选左归丸去牛膝合二至丸加减。

（2）肾阳虚证

主要证候：月经紊乱无期，出血量多或淋漓不尽，色淡质清；畏寒肢冷，面色晦暗，腰腿酸软，小便清长。舌质淡，苔薄白，脉沉细。治宜温肾固冲，止血调经。方选右归丸加减。

3. 脾虚证

主要证候：经血非时而至，崩中暴下，继而淋漓，血色淡而质薄；气短神疲，面色白，或面浮肢肿，四肢不温。舌质淡，苔薄白，脉弱或沉细。治宜补气升阳，止血调经。方选举元煎合安冲汤加减。

4.血瘀证

主要证候：经血非时而下，时下时止，或淋漓不尽，色紫黑，有血块；或有小腹不适。舌质紫暗，苔薄白，脉涩或细弦。治宜活血化瘀，止血调经。方选少腹逐瘀汤加减。

二、临床医案

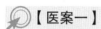【医案一】

师某，女，48岁，2019年6月18日初诊。

患者近一年来月经紊乱，经期延长，淋漓不尽。既往月经情况为7天/28～30天，末次月经2019年6月2日，淋漓至今，色由深红转暗红，再转深红，有血块，两侧胸胁时感胀痛，无腹痛、腰困。前次月经时间为2019年5月3日，淋漓不尽，两周方净。B超示子宫内膜厚1.9cm。纳眠可，二便调。舌紫暗，苔薄白，舌下络脉瘀紫，脉弦细。

中医诊断：崩漏（血瘀证）。

西医诊断：异常子宫出血。

治法：活血化瘀，止血调经。

方药：①当归12g，川芎6g，延胡索9g，没药9g，赤芍12g，蒲黄9g，五灵脂9g，干姜2g，肉桂1.5g，炒小茴香1.5g。

②熟地黄20g，白芍9g，当归15g，川芎6g，白术15g，荆芥穗9g，山茱萸9g，续断3g，甘草3g。

　　方①4剂，方②3剂，水煎服，日1剂，早晚两次分服（先服①号方，再服②号方）。

　　二诊：2019年6月25日。患者用药1剂后异常子宫出血即止，效不更方，继予初诊方①7剂。

　　三诊：2019年7月9日。末次月经2019年6月30日，量较多，尚未净。患者面色萎黄，神疲乏力。

　　方药：熟地黄20g，白芍9g，当归15g，川芎6g，白术25g，荆芥穗9g，山茱萸9g，续断3g，甘草3g。

　　7剂，水煎服，日1剂，早晚分服。

　　四诊：2019年7月16日。服药3剂后血止。方药如下：

　　方药：①女贞子30g，墨旱莲15g，炒白术15g，炒白芍12g，川芎6g，熟地黄18g，地榆炭10g，山茱萸12g，续断10g，当归15g，陈皮6g，荆芥炭10g，甘草5g。

　　②熟地黄20g，白芍9g，当归15g，川芎6g，白术15g，荆芥穗9g，山茱萸9g，续断3g，甘草3g。

　　方①3剂，方②4剂，水煎服，日1剂，早晚两次分服（先服①号方，再服②号方）。

　　如上法治疗、巩固半年，患者月经如常，未再出现异常子宫出血。

　　【按语】本案患者年届七七，肾气衰于下，气为血之帅，气虚不能行血，故瘀血渐阻。经行有血块，两侧胸胁时感胀痛，舌紫暗，苔薄白，舌下络脉瘀紫，脉弦细均为瘀血内阻之症。冲任、胞宫被瘀血阻滞，新血不安，故经血淋漓不尽。正如《血证论》："女子胞中之血，每月一换，除旧生新，旧血即是瘀血，此血不去，便阻化机。"

气为瘀血阻滞，气滞则经络不通，肝脉循行之两胁不畅，故胸胁胀痛。治以少腹逐瘀汤活血化瘀，逐瘀止崩。延胡索活血行气止痛；肉桂、炒小茴香、干姜温经散寒止痛；蒲黄、五灵脂为失笑散活血化瘀；没药、赤芍助祛瘀之力；川芎为血中之气药，以助行瘀；当归养血和血，全方共奏活血祛瘀、澄清胞宫之效，且祛瘀不伤正，体现"通因通用"之法。再用傅氏加减四物汤益气养血、摄血调经，使离经之血归经，则淋漓自止。标本兼治，方可获效。

【医案二】

张某，女，23岁，2019年7月21日初诊。

患者近3个周期月经15天/30～40天，末次月经2019年7月7日，量多4天，后淋漓不尽至今，色深红，有血块，有腹痛及胸胀。7月7日B超示子宫内膜厚约2.3cm。平素易疲乏，口干，多汗，面色黄，便溏，纳眠可。舌红少苔，脉细数。血常规示血红蛋白94g/L。

中医诊断：崩漏（气阴不足证）。

西医诊断：异常子宫出血，轻度贫血。

治法：益气养阴，养血止血。

方药：熟地黄18g，当归身15g，炒白芍12g，川芎6g，太子参15g，麦冬12g，五味子10g，女贞子30g，墨旱莲15g，三七参12g，荆芥穗炭10g，仙鹤草15g，紫草8g，茜草8g，陈皮9g。

7剂，水煎服，日1剂，早晚两次分服。

二诊：2019年7月28日。服药两剂后血止，服完药后腹痛、胸胀、口干均较前好转。效不更方，继予初诊方7剂。

以前法继续调理3个周期，后随访月经期、量如常，无阴道漏红，诸症好转。

【按语】本案患者易疲乏，口干，多汗，便溏，血红蛋白低于正常值，为气、血、阴俱虚之证，肾阴亏虚，冲任不固，则阴虚失守，虚火内生，扰动冲脉血海，迫血妄行而成崩漏。正如《兰室秘藏·妇人门》所云："妇人血崩，是肾水阴虚不能镇守包络相火，故血走而崩也。"药用四物汤为底养血和血；加太子参、麦冬、五味子益气养阴生津；女贞子、墨旱莲滋养肝肾之阴；三七参、紫草、茜草活血祛瘀、凉血止血；荆芥穗炭能引血归经；仙鹤草收敛止血、补虚强壮；全方气、血、阴并补，活血祛瘀生新，凉血止血，正切病机，药到病除。

附：异常子宫出血（AUB）

异常子宫出血指与正常月经的周期频率、规律性、经期长度、经期出血量中的任何一项不符、源自子宫腔的异常出血，是妇科常见的症状和体征。本节内容仅限于生育期非妊娠妇女，是由于生殖内分泌轴功能紊乱造成的异常子宫出血，分为无排卵性和排卵性两大类。

（一）无排卵性异常子宫出血

由于各种原因引起的无排卵导致子宫内膜受单一雌激素作用而无孕酮对抗，可发生不同程度的增生改变，少数可呈萎缩性改变。无排卵性异常子宫出血的患者可有不同程度的临床表现，最常见症状是子宫不规则出血，表现为月经周期紊乱，经期长短不一，经量不定或增多，甚至大量出血导致贫血或休克。出血期间一般无腹痛或其他不适。根据出血特点，异常子宫出血可分为以下4种。

①月经过多：周期规则，经期延长（＞7日）或经量过多（＞80ml）。

②子宫不规则出血（经量过多）：周期不规则，经期延长，经量过多。

③子宫不规则出血（经量正常）：周期不规则，经期延长而经量正常。

④月经过频：月经频发，周期缩短（＜21日）。

1.诊断要点

诊断前必须排除外生殖道病变、内科疾病、全身器质性疾病及妊娠相关出血，主要依据病史、体格检查及辅助检查作出诊断。

（1）病史：详细了解异常子宫出血的类型、发病时间、病程经过、出血前有无停经史及既往治疗过程。

①注意患者的年龄、月经史、婚育史和避孕措施。

②排除妊娠。

③近期有无服用干扰排卵的药物或抗凝药物等。

④是否存在引起月经失调的全身或生殖系统相关疾病：肝病、血液病、糖尿病等。

（2）体格检查：运用妇科检查和全身检查，及时发现相关阳性体征。妇科检查应排除阴道、宫颈及子宫器质性病变，确定出血来源。

（3）辅助检查：目的是鉴别诊断和确定病情的严重程度及是否有并发症。

①血细胞计数、凝血功能检查：确定有无贫血、血小板减少，以及排除血液病。

②尿妊娠试验或血HCG检测：排除妊娠相关疾病。

③超声检查：了解子宫内膜厚度及回声，排除宫腔占位及其他生殖道器质性病变等。

④基础体温测定（BBT）：是诊断无排卵性AUB最常用的手段，无排卵性基础体温呈单相型。

⑤生殖内分泌测定：测定下次月经前5～9日血孕酮水

平估计有无排卵，孕酮浓度<3ng/ml提示无排卵。同时在卵泡早期测定血LH、FSH、PRL、E_2、T、TSH水平，了解无排卵原因。

⑥刮宫或子宫内膜活组织检查：二者都可明确子宫内膜病理诊断，而刮宫兼有诊断和止血双重作用。适用于年龄>35岁，药物治疗无效或存在子宫内膜癌高危因素的异常子宫出血患者。方法：确定有无排卵或黄体功能情况，在月经来潮前1~2日或月经来潮6小时内刮宫；尽快减少大量出血、排除器质性疾病，随时诊断性刮宫；确定是否有子宫内膜不规则脱落，在月经第5~7日诊断性刮宫。

⑦宫腔镜检查：在宫腔镜直视下，观察宫颈管、子宫内膜的生理和病理情况，选择病变区进行活检，可诊断各种宫腔内病变，如子宫内膜息肉、子宫黏膜下肌瘤、子宫内膜癌等。

2. 治疗

治疗原则：出血期止血并纠正贫血，止血后调整周期，预防子宫内膜增生和AUB复发，有生育要求者促排卵治疗。

（1）青春期少女：以止血、调整月经周期为主。

（2）生育期妇女：以止血、调整月经周期和促排卵为主。

（3）绝经过渡期妇女：以止血、调整月经周期、减少经量和防止子宫内膜癌变为主。

3.止血

（1）性激素

性激素为首选药物，选用最低有效剂量，为尽快止血而药量较大时应及时合理调整剂量，严密观察治疗过程，以免因性激素应用不当而引起医源性出血。

①孕激素。用法：地屈孕酮，10mg，口服，2次/日，共10日；黄体酮，20～40mg，肌内注射，1次/日，共3～5日。适用于体内有一定水平雌激素、血红蛋白>80g/L、生命体征稳定的患者。机制：使雌激素作用下持续增生的子宫内膜转化为分泌期，停药后内膜脱落较完全，又称"子宫内膜脱落法"或"药物刮宫"。

②雌激素。用法：选用口服药物，根据出血量和患者状态决定初治用药间隔和用药剂量。如戊酸雌二醇，口服，2mg/次，每6～8小时1次。患者血止后每3日递减1/3量，直至维持量。适用于血红蛋白<80g/L的青春期患者。机制：大剂量雌激素可迅速提高血雌激素水平，促使子宫内膜生长，短期内修复创面而止血，又称"子宫内膜修复法"。

③复方短效口服避孕药。用法：复方醋酸环丙孕酮，1～2片/次，每6～8小时1次，血止后每3日逐渐减1/3量至1片/日，维持至血止后的21日停药。适用：长期而严重的无

排卵性出血。

④孕激素内膜萎缩法。用法：炔诺酮，治疗出血较多时，首剂量为5mg，每8小时1次，血止后每隔3日递减1/3量，直至维持量，持续用至血止后21日停药，停药后3~7日发生撤退性出血。不适用于青春期患者。机制：高效合成孕激素可使内膜萎缩，达到止血目的。

⑤雄激素。用法：丙酸睾酮25~50 mg/日，肌内注射，用2~3日。机制：拮抗雌激素，增强子宫平滑肌及子宫血管张力，减轻盆腔充血而减少出血量。

（2）刮宫术

刮宫术可迅速止血，并具有诊断价值。适用于大量出血且药物治疗无效需立即止血或子宫内膜组织学检查的患者。

4.调节周期

调整月经周期是治疗的根本，也是巩固疗效、避免复发的关键。方法：根据患者的年龄、激素水平、生育要求等而有所不同。

（1）孕激素

用法：撤退性出血第15日起，口服地屈孕酮10~20mg/日，用药10日，酌情应用3~6个周期。适用于体内有一定雌激素水平的各年龄段患者。

（2）口服避孕药

用法：在止血用药撤退性出血后，周期性使用口服避孕药3个周期，病情反复者酌情延至6个周期。适用于有避孕需求的患者。

（3）雌孕激素序贯法

适用于孕激素治疗后不出现撤退性出血，考虑存在内源性雌激素水平不足，常用于青春期患者。

（4）左炔诺孕酮宫内缓释系统

适用于多种药物治疗失败且无生育要求的患者。机制：宫腔内局部释放左炔诺孕酮，抑制子宫内膜生长。

（5）促排卵

用于生育期有生育需求者，尤其是不孕患者。青春期患者不采用促排卵药物控制月经周期。

①氯米芬。方法：月经第5日起，口服，50mg/晚，连续5日，停药后7~9日排卵。若排卵失败，重复用药，剂量逐渐增至100~150 mg/日。若内源性雌激素不足，配伍小量雌激素，连用3个月。

②人绒毛促性腺激素（HCG）。方法：超声监测卵泡接近成熟时，大剂量肌内注射HCG 5000~10000U诱发排卵，一般与其他促排卵药联用。适用于体内FSH有一定水平、雌激素中等水平的患者。机制：有类似LH作用而诱发排卵。

③尿促性素（HMG）。方法：月经第5日起，肌注HMG1~2支/日，直至排卵成熟，停用HMG，加用HCG 5000~10000U肌注，以提高排卵率，此法称HMG-HCG促排

卵法。适用：对氯米芬效果不佳、要求生育尤其是不孕患者。注意：预防用HMG时并发卵巢过度刺激综合征。

（6）手术治疗

适用于药物治疗效果不佳或不宜用药、无生育要求的患者，尤其是不易随访的年龄较大患者。

①子宫内膜去除术。方法及机制：利用宫腔镜下电切割或激光切除子宫内膜，或采用滚动球电凝或热疗等方法，直接破坏大部分或全部子宫内膜和浅肌层，使月经减少甚至闭经。

②子宫切除术：患者各种治疗效果不佳，并了解所有药物治疗可行方法后，由患者和家属知情选择后接受子宫切除。

（二）排卵性异常子宫出血（黄体功能不足）

月经周期中有卵泡发育及排卵，但黄体期孕激素分泌不足或黄体过早衰退，导致子宫内膜分泌反应不良和黄体期缩短。

1.诊断要点

（1）临床表现

常为月经周期缩短。有时月经周期虽在正常范围内，但卵泡期延长、黄体期缩短，导致患者不易受孕或在妊娠早期流产。

（2）诊断

①根据病史、妇科检查，无引起异常子宫出血的器质性病变。

②基础体温测定：呈双相型，但高温相小于11日。

③子宫内组织活检：显示分泌反应至少落两日。

2.治疗

治疗原则：恢复黄体功能，调整月经周期，有生育要求者促排卵治疗。

（1）促进卵泡发育

①卵泡期使用低剂量雌激素，月经第5日起，口服，妊马雌酮0.625mg/日，连服5～7日。②氯米芬：月经第3～5日起，口服，氯米芬50mg/日，连服5日。

（2）促进月经中期LH峰形成：在卵泡成熟后，给予绒促性素5000～10000U一次或分两次肌内注射。

（3）黄体功能刺激疗法：在基础体温上升后开始，肌内注射HCG 1000～2000U/隔日，共5次。

（4）口服避孕药：周期性使用口服避孕药3个周期，病情反复者酌情延至6个周期。

（三）子宫内膜不规则脱落

月经周期有排卵，黄体发育良好，但萎缩过程延长，导致子宫内膜不规则脱落。

1.诊断要点

（1）临床表现

月经周期正常，但经期延长，长达9～10日，且出血量多。

（2）诊断

①基础体温测定：呈双相型，但下降缓慢。

②诊断性刮宫：在月经第5～7日行诊断性刮宫，将病理检查作为确诊依据。

2.治疗

治疗原则：恢复黄体功能，调整月经周期，有生育要求者促排卵。

（1）孕激素

排卵后第1～2日或下次月经前10～14日开始，口服，甲羟孕酮10mg/日，连服10日。有生育要求者，肌内注射黄体酮注射液。无生育要求者，可单项口服避孕药，自月经周期第5日始，1片/日，连续21日为一个周期。

（2）HCG：用法同黄体功能不足。

（3）复方短效口服避孕药：用法同黄体功能不足。

（四）诊疗过程

1.根据月经周期、经期、经量异常（月经紊乱），继发贫血，甚至休克病史，进行诊刮、激素测定、B超确诊排卵障碍性异常子宫出血。

2.采取中、西医辨证与辨病结合治疗，首先是止血，其次根据年龄采取不同治疗方法。

①青春期及生育期患者一般是有生育要求的，采取调整月经周期促排卵治疗。

②绝经过渡期患者采取调整月经周期、减少经量的治疗方法。

3.药物治疗无效或不宜用药、无生育要求、不易随访的年龄较大的患者可采用手术治疗。

痛 经

痛经是指妇女正值经期或行经前后，出现周期性的小腹疼痛，或痛引腰骶，甚至剧痛晕厥。亦可称"月水来腹痛""经行腹痛""经期腹痛"。西医妇产科将痛经划分为原发性痛经和继发性痛经两大类。原发性痛经又称为功能性痛经，是指生殖器官无器质性病变的痛经，多发生于青春期少女初潮后1～2年。后者因盆腔炎、子宫内膜异位症、子宫腺肌病等器质性疾病而引起，多见于育龄期妇女。

痛经的记载最早见于《金匮要略·妇人杂病脉证并治》："带下，经水不利，少腹满痛，经一月再见者，土瓜根散主之。"《诸病源候论》首立"月水来腹痛候"，认为"妇人月水来腹痛者，由劳伤气血，以致体虚，受风冷之气客于胞络，损冲、任之脉"。为研究痛经的病因病机奠定了理论基础。宋代《妇人大全良方》认为痛经的病因有寒者，有气郁者，有血结者。病因不同，治法各异，其创立的良方温经汤沿用至今。明代《景岳全书·妇人规》中不仅详细地归纳了本病的常见病因，而且提出了根据疼痛的时间、性质、程度辨别虚实的见解。之后《傅青主女科》《医宗金鉴》又进一步补充了肝郁化火、寒湿、肝肾亏损为患的病因病机，以及宣郁通经汤、温脐化湿汤、调肝汤、当归建中汤等治疗方药。

　　王氏认为，痛经的发生与冲任、胞宫的周期性气血变化密切相关，主要病机在于邪气内伏或精血素虚，更正值经行前后，冲任气血变化急骤，导致其运行不畅，胞宫经血运行受阻，以致"不通则痛"，或冲任、胞宫失于濡养，"不荣则痛"，从而引起痛经。痛经的治疗以调理冲任气血为原则，经期重在理血止痛以治标，及时控制，缓解疼痛，于痛前2~5日开始服药至痛止；平时应辨证求因以治本，需连续治疗3个月经周期以上，分清标本缓急，主次有序地分阶段调治。

一、辨证分型

1.寒凝血瘀证

　　主要证候：经前或经期，小腹冷痛拒按，得热痛减，或周期延后，经血量少，色暗有块；畏寒肢冷，面色青白。舌暗，苔白，脉沉紧。治法：温经散寒，化瘀止痛。方药：

少腹逐瘀汤。若患者兼有脾虚症状，可用王氏痛经1号方。

2. 气滞血瘀证

主要证候：经前或经期，小腹胀痛拒按，月经量少，经行不畅，色紫暗有块，块下痛减，胸胁、乳房胀痛。舌紫暗，或有瘀点，脉弦涩。治法：行气活血，化瘀止痛。方药：膈下逐瘀汤，王氏妇科亦常选逍遥散。

3. 湿热蕴结证

主要证候：经前或经期，小腹疼痛或胀痛不适，有灼热感，或痛连腰骶，或平时小腹痛，经前加剧，月经量多或经期长，色暗红，质稠或有血块；平素带下量多，黄稠臭秽，或伴低热，小便黄赤。舌红，苔黄腻，脉滑数或濡数。治法：清热除湿，化瘀止痛。方药：清热调血汤。

4. 气血虚弱证

主要证候：经期或经后，小腹隐痛喜按，月经量少，色淡质稀；神疲乏力，头晕心悸，面色苍白，失眠多梦。舌质淡，苔薄，脉细弱。治法：益气养血，调经止痛。方药：圣愈汤。

5. 肝肾亏损证

主要证候：经期或经后，小腹隐隐作痛，喜按，伴腰骶酸痛，月经量少，色淡暗，质稀；头晕耳鸣，面色晦暗，失眠健忘，或伴潮热。舌质淡红，苔薄白，脉沉细。治法：

补养肝肾，调经止痛。方药：益肾调经汤。

二、临床医案

【医案一】

石某，女，14岁，2021年3月22日初诊。

患者10岁月经初潮，平素月经8～9天/28～30天，末次月经2021年3月9日，量可，色淡红，有血丝，痛经严重，呈绞痛样，略感乳房胀。带下量可，色白。平素时有头晕，纳可，便干，睡眠差。舌淡，苔薄白，脉沉涩。

中医诊断：痛经（气血虚弱证）。

西医诊断：痛经。

治法：调气和血，化瘀止痛。

方药：熟地黄30g，白芍15g，当归15g，川芎9g，白术15g，牡丹皮9g，延胡索9g，柴胡3g，甘草3g。

7剂，水煎服，日1剂，早晚两次分服。

二诊：2021年3月29日。彩超示：子宫内膜厚约0.6cm。患者服药后感头晕明显缓解，大便质较前软，睡眠质量有所提高。效不更方，继予初诊方7剂。

三诊：2019年4月7日。患者睡眠较前好转，头晕明显减少，畏寒，舌胖大，苔薄白。月经将近，方药如下：

熟地黄18g，当归15g，川芎6g，香附10g，炒白芍12g，延胡索9g，茯苓10g，陈皮9g，吴茱萸5g，肉桂4g，牡丹皮9g，甘草5g。

7剂，水煎服，日1剂，早晚两次分服。

如此治疗3个周期，期间未出现痛经症状。两个月后随访未再复发。

【按语】痛经的病位在冲任与胞宫，病因病机可概括为"不荣则痛"或"不通则痛"，其证重在明辨虚实寒热。《景岳全书·妇人规》："经行腹痛，证有虚实。实者或因寒滞，或因血滞，或因气滞，或因热滞；虚者有因血虚，有因气虚。"一般而言，本病实证居多，虚证较少。亦有证情复杂，实中有虚，虚中有实，虚实夹杂者，需仔细辨证，知常达变。

本患者刚年满二七，肾气初盛，冲任功能尚未协调，以致气血不和，发为痛经。方用傅青主之加味四物汤滋阴血、调冲任、理气血，其中白术、延胡索健脾理气而和腹痛；白芍、牡丹皮、柴胡柔肝活血而止痛。后症转虚寒之象，以王氏调经种玉汤温经通脉、补血养血，随证治之。

【医案二】

李某，女，19岁，2019年5月15日初诊。

患者平素月经7天/27～33天，末次月经2019年5月8日，量多，色黑红，有血块，痛经明显，腰酸困，无乳房胀痛。带下清稀，色白无味。平素畏寒，时觉胃部胀满不适，纳眠可，便溏。舌淡，苔白腻，脉滑。

中医诊断：痛经（脾虚寒湿证）。

西医诊断：痛经。

治法：祛寒除湿，健脾止痛。

方药：炒白术30g，巴戟天15g，白扁豆15g，山药15g，茯苓10g，白果仁10g，莲子12g，延胡索9g，香附10g，益母草12g，陈皮8g，炒杜仲10g，肉桂4g，甘草5g。

7剂，水煎服，日1剂，早晚两次分服。

二诊：2019年5月22日。患者腰困较前缓解，便溏好转，舌红苔薄白，脉滑有力。效不更方，继予初诊方7剂。

三诊：2019年6月20日。末次月经2019年6月7日，量可，色暗红，有少量血块，痛经较初次就诊有明显缓解，腰酸困好转，大便成形，舌红苔薄白，脉滑有力。效不更方，继予初诊方7剂。

后按此法巩固治疗两个周期，半年后随访未再发痛经。

【按语】痛经辨证首先辨清寒热、虚实、在气在血，治疗分经期与非经期，经期调经止痛以治标，非经期重在辨证求因以治本。本患者初诊时正值经后，当审证求因以治本。患者末次月经量多色黑红，带下清稀色白无味，畏寒，胃部胀满不适，便溏，舌淡，苔白腻，脉滑，辨证属脾虚寒湿证。《傅青主女科》有云："寒气生浊，而下如豆汁之黑者，见北方寒水之象也。治法利其湿而温其寒，使冲任无邪气之乱，脐下自无疼痛之疾矣。"君用炒白术通利腰脐之气，巴戟天、白果仁温通任脉，白扁豆、山药、莲子滋养冲脉，诸药合用，清除冲、任二脉之寒湿，《傅青主女科》中有"冲任之气宜通不宜降，故化湿不用苍术，薏仁"之说。延胡索、香附、陈皮理气止痛；肉桂温补肾阳，以助散寒除湿；益母草调经利水，使湿有去路；甘草调和诸药。全方共奏温经祛寒除湿、健脾理气止痛之功。

【医案三】

郭某，女，28岁，2018年11月15日初诊。

患者平素月经4天/34～35天，末次月经2018年10月13日，量少，色黑，有血块，经行腹痛、头痛、胸胀，时有腰酸，排卵期两侧少腹痛。带下色黄，阴部瘙痒。纳眠可，大便偏干。舌红，苔薄黄，脉滑数。既往有两次宫外孕史，一次流产史。身高160cm，体重78kg。

中医诊断：痛经（湿热瘀阻证）。

西医诊断：痛经。

治法：清热除湿，化瘀止痛。

方药：①炒山药30g，炒芡实30g，车前子9g，黄柏10g，白果仁10g，茯苓10g，红藤12g，败酱草20g，巴戟天10g，泽泻10g，续断10g，陈皮10g，川楝子10g，甘草5g。

4剂，水煎服，日1剂，早晚两次分服。

②熟地黄30g，焦白术30g，当归15g，炒山药15g，炒白芍10g，炒酸枣仁10g，柴胡4g，南沙参10g，炒杜仲4g，党参6g，牡丹皮6g，紫河车6g，鹿角胶（烊化）4g。

3剂，水煎服，日1剂，早晚两次分服。

先服①号方，再服②号方。

二诊：2018年11月22日。末次月经11月12日，痛经明显减轻，经量较前有所增加，外阴瘙痒好转，腰酸缓解，大便软，自觉后背凉，偶有小腹胀痛。方药如下：

当归15g，熟地黄18g，川芎6g，仙茅6g，五味子15g，枸杞子15g，女贞子12g，覆盆子15g，沙苑子15g，淫羊藿10g，炒白芍12g，益母草12g，陈皮9g，黄精20g。7剂。

三诊：2018年11月29日。服上药后，后背凉好转，无小腹胀，偶有外阴瘙痒，继予初诊方①7剂。

后以上法随证巩固治疗3个月，随访未再复发。

【按语】本患者BMI（体重指数）高，属肥胖，形满肥盛之人素体痰湿内蕴，另有带下色黄、阴部瘙痒、大便偏干，舌红，苔薄黄，脉滑数，皆为湿热内蕴之症。加之多次不良孕产史致瘀血内阻。湿热瘀血相搏，流注下焦，蕴结胞中，气血凝滞，发为痛经。治以易黄汤清热祛湿加活血化瘀之品。炒山药、炒芡实补脾益肾，固精止带，《傅青主女科》谓二药"专补任脉之虚"；白果仁味苦涩，善收涩止带；黄柏、车前子、泽泻清热燥湿、利水渗湿；加大剂量败酱草清热活血、祛瘀通经；巴戟天、续断补益肝肾，且巴戟天兼能祛湿，续断兼能活血；陈皮、川楝子行气止痛；甘草调和诸药。

另患者经量偏少，经行头痛、胸胀、时有腰酸，此为肝郁肾虚之象，治以王氏益经汤补肾填精、健脾疏肝、养血活血。本案湿热瘀为标，脾肾虚为本，两方先后服之，标本同治，取得佳效。

【医案四】

孟某，女，30岁，2014年11月9日初诊。

月经先期15年，加重6年。患者15岁月经初潮，平素月经周期24～25天，伴经前小腹绞痛，平素小腹冰凉。末次月经2014年11月1日，此次因生气月经推后13天，行经9天，至今未净，量中，色黑红，有血块，伴痛经，手脚憋胀，经前乳房胀痛。刻下：少腹疼痛，面部痤疮，失眠易醒，纳可，二便调。舌红，苔薄白，舌下络脉瘀紫，脉沉弦。

中医诊断：痛经（气滞血瘀证）。

　　　　　经水先期（脾肾阳虚证）。

西医诊断：痛经。

治法：疏肝理气，化瘀止痛。

方药：①茯苓10g，炒白芍15g，当归15g，炒白术12g，薄荷6g，牡丹皮12g，焦栀子12g，醋柴胡6g，甘草5g，生姜10g，瓜蒌12g，郁金10g。

7剂，水煎服，日1剂，早晚两次分服，忌食生冷。

②止痛化癥胶囊。用法：5粒/次，3次/日。

二诊：2014年11月19日。患者服药后睡眠较前改善，自觉周身有憋胀感，视物模糊，口干，手脚冰凉，怕冷，腰困。纳可，小便调，大便质稀，3～4次/日，舌暗红，苔薄白，舌下络脉瘀紫，脉细。末次月经11月1日，推后13天，经行9天，量适中，色黑红，有血块、血丝。

方药：①熟地黄24g，炒山药12g，山茱萸12g，肉桂6g，制附子（先煎）6g，当归身15g，枸杞子15g，续断10g，菟丝子12g，鹿角胶（烊化）10g，巴戟天12g，党参15g，炒白术12g，炙甘草3g。

7剂，水煎服，日1剂，早晚两次分服，忌食生冷。

②阿胶黄芪口服液。用法：10ml/次，2次/日。

三诊：2014年11月28日。患者服上方后腰困减轻，手脚冰凉、怕冷稍有改善，面部有少许痤疮，纳眠可，二便调，舌红苔薄黄，脉细。末次月经11月1日，推后13天，经行9天，量适中，色黑红，有血块。

方药：①继服二诊方①3剂，并嘱忌食生冷。

②阿胶黄芪口服液。用法：10ml/次，2次/日。

止痛化癥胶囊。用法：3粒/次，3次/日。

川芎调经合剂。用法：100ml/次，2次/日。

【按语】《张氏医通·妇人门上》云："若郁怒则气逆，气逆则血滞于腰腿心腹背肋之间，遇经行时则痛而重。"本患者平素月经先期，此次因生气后经水推迟来潮并有经期延长，伴痛经、手脚憋胀、经前乳房胀痛，舌下络脉瘀紫，脉沉弦，此为典型的肝郁气滞血瘀之证。虽有月经先期，但"急则治其标"，初诊优先解痛经之苦。故以丹栀逍遥散清热疏肝解郁，理气止痛调经，加中成药止痛化癥胶囊活血止痛对症治疗。二诊时患者痛经已缓解，此时应解决经水先期之苦，见以脾肾阳虚兼血瘀之象，故予四物五子汤补肾精、暖肾阳，健脾养血，另继服活血祛瘀之中成药。三诊月经将近，加阿胶黄芪口服液益气养阴，使经血得化生之源。处方用药要随月经四大生理周期特点而灵活变通，方能收效满意。

【医案五】

董某，女，35岁，2019年10月31日初诊。

行经前后腹痛10年，加重半年。末次月经2019年10月22日，经水推后2～3天，行经7天，量少，色黑红，有血块，伴行经前后小腹绞痛，经前腰困。带下量中、色白。平素畏寒肢冷，易疲乏劳累，纳眠可，大便干，小便多。舌淡，苔薄白，脉沉细。

中医诊断：痛经（下焦虚寒证）。

西医诊断：痛经。

治法：温经养血，散寒止痛。

方药：①当归15g，党参10g，肉桂5g，制附子（先煎）6g，牡丹皮10g，麦冬9g，川芎6g，炙甘草5g，制半夏9g，吴茱萸6g，白芍12g。

7剂，水煎服，日1剂，早晚两次分服。

②止痛化癥胶囊。用法：5粒/次，3次/日。

嘱忌食生冷之品，忌用冷水，中药温服。

【按语】《诸病源候论·妇人杂病诸候》："妇人月水来腹痛者，由劳伤气血，以致体虚，受风冷之气，客于胞络，损冲任之脉……其经血虚，受风冷，故月水将下之际，血气动于风冷，风冷与血气相击，故令痛也。"本患者经水推后，量少，色黑红，有血块，带下色白，平素畏寒肢冷，易疲乏劳累，小便多，舌淡，苔薄白，脉沉细，为肾阳不足，下元虚冷之证。肾阳为元阳，温煦、激发五脏经脉之功能，若肾阳不足，胞宫、冲任得不到温煦，则会出现经期腹痛、喜按；阳虚温煦失职，经血运行缓慢，则出现经水推后、量少，在形体上表现为畏寒肢冷；阳虚日久则气亦虚，症见神疲乏力；阳虚膀胱气化失司，则小便不利。法当温阳散寒，调经止痛，方用温经汤。当归、白芍养血和血，吴茱萸、肉桂温阳散寒，党参、炙甘草、制半夏益气和胃，牡丹皮、川芎活血祛瘀，麦冬滋阴润燥。诸药合用，使得阳生阴长，精血可充，气血得运，荣则不痛。

【医案六】

刘某，女，23岁，2018年4月20日初诊。

行经少腹部绞痛间断发作5~6年。患者自诉5~6年前进食生冷后出现行经第1~3天少腹部绞痛，间断发作，热敷或行经第4天可自行缓解，伴经前周身寒凉，嗜睡困乏，腰冷，乳房胀痛，曾自行服用中成药未奏效。末次月经2018年3月24日，行经6天，量中，色暗红，有较多血块。带下量中色白，痒，无异味。平素手足心发热，神疲乏力，性情急躁易怒；纳眠可，小便次数较多，大便调，舌暗红，苔薄白，有瘀斑，脉沉滑。月经史：初潮13岁，平素月经推后3~4天，行经5~6天，有痛经，未婚。

中医诊断：痛经（寒瘀气滞证）。

西医诊断：痛经。

治法：温肾散寒，化瘀止痛。

方药：①当归15g，川芎6g，麦冬12g，牡丹皮10g，生姜15g，甘草5g，党参15g，清半夏10g，阿胶（烊化）10g，肉桂4g，炒白芍15g，吴茱萸4g，郁金8g，白术15g，巴戟天10g。

7剂，水煎服，日1剂，早晚两次分服。

②止痛化癥胶囊。用法：4粒/次，3次/日。

嘱忌食生冷之品，忌劳累，中药温服。

二诊：2018年5月18日。服初诊方后自觉经至腹痛症状消失，经量明显增多，末次月经4月25日，行经6天，色鲜红，有血块适中，未见少腹部绞痛，伴经前腰困，乳房憋胀，怕冷嗜睡，刻下见：带下量中色黄，略痒，无异味，手足发热，心烦易怒，纳眠可，大便干，小便次数较多，舌暗红，苔薄白，有齿痕、瘀斑，脉沉细。

方药：当归身15g，茯苓10g，薄荷6g，生姜15g，甘草5g，醋柴胡6g，炒白芍15g，炒白术12g，续断8g，巴戟天12g，苦参12g。

4剂，水煎服，日1剂，早晚两次分服。

【按语】本患者起病始于进食生冷，寒邪凝滞，客于冲任、胞宫，与经血相搏，使经血运行不畅，故于经期小腹冷痛，寒性收引，甚则绞痛。血为寒凝，运行迟缓，则见经行血块。正如《妇人大全良方》所言："寒气客于血室，血凝不行，结积血为气所冲，新血与故血相搏，所以发痛。譬如天寒地冻，水凝成冰。宜温经汤及桂枝桃仁汤、万病丸。"故本案用温经汤温肾散寒止痛，加郁金疏肝行气，白术健脾益气，顾护中州；《素问·至真要大论》："诸寒收引，皆属于肾。"故用巴戟天温肾阳，使元阳得充，阳气温煦功能得用。二诊症见经前腰困，乳房憋胀，怕冷嗜睡，带下量中色黄，属肝郁、脾肾两虚兼湿热证，以逍遥散疏肝解郁，加续断、巴戟天益肾强筋，苦参清下焦湿热。标本兼治，审证求因，随证加减，可取良效。

【医案七】

潘某，女，36岁，2021年4月7日初诊。

患者痛经多年，进行性加重5年。平素月经5天/27~

28天，末次月经2021年3月27日，行经7天，量可，色鲜红，有少量血块，行经前两天痛经甚，呈绞痛，需要吃止痛药缓解。经行腰困、头痛明显，整个经期畏寒怕冷。带下量可，色白无味。平素口干，纳眠可，经期大便偏稀，小便调。生育史：G_2P_1。面部痤疮，舌紫暗，苔薄少，舌下络脉瘀紫，脉弦。

中医诊断：痛经（血瘀证）。

西医诊断：子宫内膜异位症。

治法：活血化瘀，通经止痛。

方药：海藻12g，昆布12g，延胡索9g，川楝子12g，香附10g，鳖甲12g，生龙骨（先煎）30g，生牡蛎（先煎）30g，桂枝10g，茯苓15g，川牛膝9g，丝瓜络6g，三棱10g，莪术10g，皂角刺12g，山慈菇12g，羌活9g。

7剂，水煎服，日1剂，早晚两次分服。

二诊：2021年4月14日。服初诊方后头痛减轻，口干好转，效不更方，继予初诊方7剂巩固疗效。

三诊：2021年4月30日。末次月经4月30日，量可，色鲜红，偶有血块，有痛经，但不用吃止痛药，经行感腰困、胸胀，无头痛。经期怕冷，口干，经期大便偏稀好转。面部痤疮较前好转，舌淡，苔薄少，舌下络脉瘀紫较前好转，脉弦滑。继予初诊方药，加枳壳10g，7剂。

四诊：2021年5月7日。面部痤疮较前好转，口干好转，舌淡苔薄黄，舌下络脉瘀曲，脉细弦。继予初诊方7剂。

宗前法巩固治疗3个月，后随访患者后无痛经，心情舒畅。

【按语】《女科经纶》云："经事欲行，脐腹绞痛者，血涩也。"女性若受七情所伤，气机不畅而气滞，气为血之帅，气滞则血行不畅，而致血瘀。瘀血占据血室，壅阻脉道，不通则痛。本患者痛经呈绞痛，经行腰困、头痛，经期畏寒怕冷，口干，面部痤疮，舌紫暗，苔薄少，舌下络脉瘀紫，脉弦，辨证为血瘀证。治宜活血化瘀，通经止痛。拟王氏消瘰汤，方中海藻、昆布泻热消痰，软坚散结；金铃子散加香附疏肝行气、活血止痛；三棱、莪术破血消瘰；生龙骨、生牡蛎、鳖甲滋阴潜阳，软坚散结；羌活、桂枝、丝瓜络温通经脉止痛；川牛膝逐瘀通经，引血下行；茯苓健脾利水，合川牛膝引瘀血下行而出。全方主以活血化瘀、燥湿化痰，佐以疏肝解郁，共奏佳效。

【医案八】

孟某，女，37岁，2015年4月15日初诊。

患者自诉经行小腹胀痛或冷痛20余年，热敷后疼痛可轻微缓解，痛甚时服用止痛药方能缓解。曾服用中药3个月进行调理，疼痛程度稍有减轻，但经量较前减少。末次月经2015年4月12日，行经3天，量中，色鲜红，有少量血块，带下量适中。刻下症见：性情急躁易怒，易上火，畏寒怕冷，手脚冰凉，纳眠可，大便2～3日一解，小便调。舌暗红，苔白，有齿痕、瘀斑，脉弦细。

中医诊断：痛经（肝郁化火证）。

西医诊断：痛经。

治法：清热疏肝，解郁止痛。

方药：①牡丹皮15g，白芍15g，当归身15g，白芥子6g，炒栀子9g，柴胡4g，黄芩4g，制香附4g，郁金6g，甘草3g。

5剂，水煎服，日1剂，早晚两次分服。忌生冷，忌急躁动怒。

②止痛化癥胶囊。用法：3粒/次，3次/日。

二诊：2015年4月20日。患者易急躁，怕冷，平躺时腰痛，活动后缓解（曾诊断为"腰肌劳损"）。纳眠可，小便调，大便2～3日一行，舌暗红，苔薄白，有齿痕，脉弦细。末次月经2015年4月12日，行经3天，量中，色鲜红，有少量血块。

方药：①初诊方加广木香4g、白果10g，7剂，水煎服，日1剂，早晚两次分服。忌生冷，忌急躁动怒。

②止痛化癥胶囊。用法：3粒/次，3次/日。

三诊：2015年4月27日。患者易急躁上火，口干，周身乏力酸软，畏寒症状消失，腰痛减轻。纳眠可，便秘，尿急，小便有余沥不尽感，舌红，苔白，脉沉。末次月经2015年4月12日，行经3天，量中，色鲜红，少量血块。效不更方。

方药：①继予二诊方①7剂，水煎服，日1剂，早晚两次分服。忌生冷，忌急躁动怒。

②止痛化癥胶囊。用法：3粒/次，3次/日。

四诊：2015年5月6日。患者咽痛甚，晨起后咽中有痰，口干，周身乏力酸软，轻微怕冷，偶有腰困。纳眠可，尿急，小便黄，大便1～3日一解。舌红苔白厚腻，有齿痕，脉沉细。末次月经2015年4月12日，行经3天，量中，色鲜红，少量血块。B超（2015年5月5日）示：子宫前位，体积增大，大小约7.0cm×5.4cm×3.5cm，肌层回声欠均匀，内膜厚约0.8cm，左侧卵巢2.7cm×2.1cm×1.9cm，右侧卵巢3.1cm×2.0cm×1.8cm。超声提示：子宫腺肌病。

方药：夏枯草15g，元参30g，浙贝母12g，山慈菇12g，海藻10g，昆布10g，桂枝10g，茯苓10g，制鳖甲15g，三棱10g，生牡蛎30g，莪术10g，赤芍15g，丹参20g，皂角刺12g。

7剂，保留灌肠，2次/日。

②止痛化癥胶囊。用法：3粒/次，3次/日。

③消结安胶囊。用法：口服，2粒/次，3次/日。

忌食生冷，畅情志。

【按语】本患者初诊症见性情急躁易怒，易上火，畏寒怕冷，手脚冰凉，大便2～3日一行，舌暗红，苔白，有齿痕、瘀斑，脉弦细，此属肝郁化火，血虚脾弱证。肝失条达，冲任气血郁滞，经血不利，"不通则痛"，故用丹栀逍遥散疏肝泻火，健脾养血，加制香附、郁金增强行气疏肝之力。

二诊时症见腰痛，整体辨证未变，故加广木香行气止痛。三诊见效守方。四诊时确诊子宫腺肌病，予王氏消囊方加减化痰祛湿、活血化瘀、温阳补肾。灌肠因药物吸收好、操作安全、可行性高而在临证中广泛采用，效果满意。

附1：子宫内膜异位症

具有生长功能的子宫内膜组织（腺体及间质）出现在子宫体以外的部位时，称为子宫内膜异位症，简称内异症。异位内膜可侵犯全身任何部位，但绝大多数位于盆腔器官和壁腹膜，以卵巢、宫底韧带常见，其次为子宫及其他脏腹膜，故有盆腔子宫内膜异位症之称。

生育期是内异症高发时段，其中76%在25～45岁，与内异症是激素依赖性疾病的特点相符。生育少、生育晚的妇女发病率明显高于生育多、生育早的妇女。绝经后用激素补充治疗的妇女也有发病。近年来发病率呈明显上升趋势，与剖宫产率增高、人工流产与宫腹腔镜操作增多有关，在慢性盆腔疼痛及痛经患者中的发病率为20%～90%，25%～35%不孕患者与内异症相关，妇科手术中有5%～15%患者被发现有内异症存在。

（一）诊断要点

1. 临床表现

（1）症状

①下腹痛和痛经：疼痛是内异症的主要症状。典型症状：继发性痛经、进行性加重。疼痛部位多在下腹、腰骶及盆腔中部，可放射至会阴部、肛门及大腿。常于月经来潮时出现，并持续至整个经期。疼痛严重程度与病灶大小不一定成正比。有27%～40%的患者无痛经，因此痛经不是内异症诊断的必需症状。

②不孕：内异症患者不孕率高达40%。不孕原因：盆腔微环境改变影响精卵结合及运送，免疫功能异常导致抗子宫内膜抗体增加而破坏子宫内膜正常代谢及生理功能，卵巢功能异常导致排卵障碍和黄体形成不良等。

③性交不适：表现为深部性交痛、月经来潮前性交痛。性交痛原因：直肠子宫陷凹有异位病灶或因局部粘连使子宫后倾固定患者，性交时碰撞或子宫收缩上提而引起疼痛。

④月经异常：患者有经前期点滴出血、经量增多、经期延长或月经淋漓不尽症状。月经异常原因：可能与卵巢实质病变、无排卵、黄体功能不足或合并子宫腺肌病和子宫肌瘤有关。

⑤其他特殊症状：盆腔外任何部位有异位内膜种植生长时，可在局部出现周期性疼痛、出血和肿块，并出现相应症状。

（2）体征

①卵巢异位囊肿较大时，妇科检查可扪及与子宫粘连的肿块。

②囊肿破裂时腹膜刺激征阳性。

③典型盆腔内异症双合诊检查：发现子宫后倾固定，直肠子宫陷凹、宫骶韧带或子宫后壁下方可扪及触痛结节，一侧或双侧触及囊实性包块，活动度差。

④病变累及直肠、阴道间隙时，可在阴道后穹隆触及，触痛明显，或直接看到局部隆起的小结节或蓝紫色斑点。

2. 诊断

（1）影像学检查：超声检查是诊断卵巢异位囊肿和膀胱、直肠内异症的重要方法，可确定内异症囊肿位置、大小和形状，其诊断敏感性和特异性均在96%以上。

（2）血清CA125和人附睾蛋白4（HE4）测定：CA125诊断内异症的敏感性和特异性均较低，不作为独立的诊断依据，但有助于监测病情变化、评估疗效和预测复发。HE4在内异症多在正常水平，用于与卵巢癌的鉴别诊断。

（3）腹腔镜检查：是目前国际公认确诊盆腔内异症的

最佳方法。对在腹腔镜下见到大体病理所述的典型病灶或可疑病变进行活组织检查可确诊。

（二）治疗

本病治疗原则是"缩减和去除病灶，减轻和控制疼痛，治疗和促进生育，预防和减少复发"。治疗方法应根据患者年龄、症状、病变部位和范围，以及对生育的要求等加以选择，强调个体化治疗。

1. 药物治疗

目的是抑制卵巢功能，阻止内异症的发展。适用：有慢性盆腔痛、经期痛经症状明显、有生育要求及无卵巢囊肿形成的患者。

（1）非甾体类抗炎药（NSAIDs)。方法：根据需要应用，间隔不少于6小时。这是一类不含糖皮质激素的抗炎、解热、镇痛药物。机制：通过抑制前列腺素的合成，减轻疼痛。

（2）口服避孕药。方法：低剂量高效孕激素和炔雌醇复合制剂，口服，1片/日，连服6~9个月。机制：降低垂体促性腺激素水平，并直接作用于子宫内膜和异位内膜，导致内膜萎缩和经量减少。适用：轻度内异症患者。

（3）孕激素。方法：所用剂量为避孕剂量的3~4倍，连服6个月，如甲羟孕酮30mg/日。机制：抑制垂体促性腺激素分泌，造成无周期性的低雌激素状态，并与内源性雌激素共同作用，造成高孕激素性闭经和内膜蜕膜化形成假孕。

（4）孕激素受体拮抗剂。方法及机制：米非司酮与子宫孕酮受体的亲和力是孕酮的5倍，具有强抗孕激素作用，口服，25~100mg/日，造成闭经使病灶萎缩。

（5）孕三烯酮。方法：2次/周，2.5mg/次，于月经第1日开始服药，6个月为1个疗程。机制：有抗孕激素、中度抗雌激素和抗性腺效应，也是一种假绝经疗法。

（6）达那唑。方法：月经第1日起，200mg/次，2~3次/日，持续用药6个月。机制：抑制FSH、LH峰，抑制卵巢合成甾体激素，导致子宫内膜萎缩，出现闭经。因FSH、LH呈低水平，又称假绝经疗法。适用：轻度及中度内异症痛经明显的患者。若痛经不缓解或未闭经，可加至每日4次。疗程结束后约90%症状消失。停药后4~6周恢复月经及排卵。

（7）促性腺激素释放激素激动剂（GnRH-a）。方法：目前常用的GnRH-a类药物为亮丙瑞林3.75mg，月经第1日皮下注射后，1次/28日，共3~6次，用药后一般第2个月开始闭经，可使痛经缓解，停药后在短期内排卵可恢复。机制：其对GnRH-a受体的亲和力较天然GnRH-a高百倍，在短期促进垂体LH和FSH释放后持续抑制垂体分泌促性腺激素，导致卵巢激素水平明显下降，出现暂时性闭经，此疗法又称"药物性卵巢切除"。不良反应主要有潮热、阴道干燥、性欲减退和骨质丢失等绝经前后诸症，停药后多可消失。但骨质丢失时需1年才能逐渐恢复正常。因此在应用GnRH-a 3~6个月时可以酌情反向添加治疗以提高雌激素水平，预防低雌激素状态相关的血管症状和骨质丢失的发生，如妊马雌酮0.625mg加甲羟孕酮2mg，1次/日，或替勃龙1.25mg/日。

2. 手术治疗

目的：切除病灶，恢复解剖。适用：药物治疗后症状不缓解、局部病变加剧或生育功能未恢复者，以及较大的卵巢内膜异位囊肿者。方法：腹腔镜手术是首选手术方法。目前认为：腹腔镜确诊、手术+药物为内异症治疗的"金标准"。

（1）保留生育功能手术。方法：切净或破坏所有可见的异位内膜病灶、分离粘连、恢复正常的解剖结构，但保留子宫、一侧或双侧卵巢，至少保留部分卵巢组织。适用：药物治疗无效、年轻和有生育要求的患者。注意：术后复发率约40%，因此术后宜尽早妊娠或使用药物以减少复发。

（2）保留卵巢功能手术。方法：切除盆腔内病灶及子宫，保留至少一侧或部分卵巢。适用：Ⅲ、Ⅳ期患者，症状明显且无生育要求的45岁以下患者。

（3）根治性手术。方法：将子宫、双附件及盆腔内所有异位内膜病灶予以切除和清除。适用于45岁以上重症患者。术后不用雌激素补充治疗者，几乎不复发。

3. 手术与药物联合治疗

手术治疗前给予3～6个月的药物治疗，使异位病灶缩小、软化，有利于缩小手术范围和手术操作。

附2：子宫腺肌病

子宫腺肌病指子宫内膜腺体及间质侵入子宫肌层，在激素的影响下发生出血、肌纤维结缔组织增生，形成弥漫性病变或局限性病变。多发生于30~50岁经产妇，约15%同时合并内异症，约半数合并子宫肌瘤。子宫腺肌病与子宫内膜异位症虽然病因不同，但均受雌激素的调节。

（一）诊断要点

1. 临床表现

（1）主要症状：经量过多、经期延长和逐渐加重的进行性痛经，疼痛位于下腹正中，常于经前1周开始，直至月经结束。

（2）有35%患者无典型症状。

（3）子宫腺肌病患者中月经过多发生率为40%～50%，表现为连续数个月经周期中月经量增多，一般大于80ml。机制：月经过多主要与子宫内膜面积增加、子宫肌层纤维增生使子宫肌层收缩不良、子宫内膜增生等因素有关。

（4）子宫腺肌病痛经的发生率为15%~30%。

（5）妇科检查：子宫呈均匀增大或有局限性结节隆起，质硬且有压痛，经期压痛更甚。

2. 诊断

依据典型的进行性痛经和月经过多史、妇科检查（子宫均匀增大或局限性隆起、质硬且有压痛）而作出初步诊断。影像学检查有一定帮助，可酌情选择，确诊取决于术后的病理学检查。

（二）治疗

本病治疗原则是"减轻和控制疼痛，治疗和促进生育，预防和减少复发"。治疗方法应根据患者年龄、症状、病变部位和范围，以及对生育的要求等加以选择。

1. 药物治疗

方法：达那唑、孕三烯酮、GnRH-a或左炔诺孕酮宫内缓释系统治疗，均可缓解症状，但需要注意药物的不良反应，并且停药后症状可复现。适用：症状较轻、有生育要求及近绝经期患者。

2. 手术治疗

（1）年轻或有生育要求的子宫腺肌病患者，可试行病灶切除术，但术后有复发风险。

（2）对症状严重、无生育要求或药物治疗无效者，应行全子宫切除术。

是否保留卵巢，取决于卵巢有无病变和患者年龄大小。

附3：子宫内膜异位症和子宫腺肌病的诊疗过程

1.根据痛经、下腹痛、月经不调等病史及妇检、CA125，结合B超、MRI等影像学，结合腹腔镜检查和活组织检查确诊为子宫内膜异位症或子宫腺肌病。

2.确诊子宫内膜异位症患者，根据有无生育要求采取不同治疗方法。

（1）有生育要求者：保守性手术、非甾体类抗炎药、高效孕激素、GnRH-a药物、辨证论治治疗。

（2）无生育要求者：保守性手术、子宫切除术、双侧卵巢切除术、神经阻断术、非甾体类抗炎药、高效孕激素、GnRH-a药物、辨证论治治疗。

3.确诊子宫腺肌病患者，根据有无生育要求采取不同治疗方法。

（1）有生育要求者：非甾体类抗炎药、GnRH-a药物、LNG-IUS（左炔诺孕酮宫内缓释系统）、辨证论治、病灶剜除术或子宫楔形切除治疗。

（2）无生育要求者：非甾体类抗炎药、GnRH-a药物、LNG-IUS、辨证论治、病灶剜除术或子宫楔形切除治疗；全子宫切除术、诺舒术、子宫动脉栓塞术。

经 行 头 痛

经行头痛是指每遇经期或行经前后出现以头痛为主要症状，经后辄止者。《张氏医通》有"每遇经行，辄头疼气满"的记载。历代医家对于经行头痛的病因论述较少，张璐认为痰湿是导致经行头痛的病因之一，并以二陈加当归、肉桂、炮姜治之。后世医家则认为本病与肝有密切的关系。

本病的发作与月经密切相关，因头为诸阳之会，五脏六腑之气皆上荣于头面，足厥阴肝经会于巅顶，肝为藏血之脏，行经时气血下注冲任为月经，阴血相对不足，故凡外感、内伤均可在此时期引起脏腑气血失调而发为头痛。王氏妇科治疗经行头痛以调理气血、通经活络为主，使气顺血和，清窍得养则头痛自治。

一、辨证论治

1.肝火证

主要证候：经行头痛甚或巅顶掣痛，头晕目眩，月经量多，色鲜红；烦躁易怒，口苦咽干。舌质红，苔薄黄，脉弦细数。治宜清热平肝息风，方用逍遥散加减。

2.痰湿中阻证

主要证候：经前或经期头痛，头晕目眩，形体肥胖，胸闷泛恶，平日带下多稠黏，月经量少，色淡，面色不华。舌淡胖，苔白腻，脉滑。治宜燥湿化痰，通络止痛。方用半夏白术天麻汤加葛根、丹参。

3.血瘀证

主要证候：每逢经前、经期头痛剧烈，痛如针刺，经色紫暗，有血块；伴有小腹疼痛拒按，胸闷不舒。舌暗或尖边有瘀点，脉细涩或弦涩。治宜化瘀通络，方用通窍活血汤。

4.血虚证

主要证候：经期或经后头晕，头部绵绵作痛，月经量少，色淡质稀；心悸少寐，神疲乏力。舌淡苔薄，脉虚细。治宜养血益气，方用八珍汤加何首乌、蔓荆子。

二、临床医案

【医案一】

张某，女，37岁，2019年9月18日初诊。

患者经前1～2天巅顶头痛半年，平素月经5天/24天，末次月经2019年8月26日，量可，色淡，有黑色血块，行经第一天小腹胀痛，血下疼痛缓解，无腰困，偶有胸胀。带下量可，色黄，下阴不痒。刻下：手足冷，口渴，纳眠可，大便黏腻，小便调。舌红少苔，脉弦细。辅助检查（2019年9月6日）双侧输卵管造影示右侧输卵管堵塞，左侧通畅；彩超示子宫前壁有一大小约3.7mm×3.6mm的低回声区。

中医诊断：经行头痛（肝郁化火证）。

西医诊断：经前期综合征。

治法：清肝泻火，解郁止痛。

方药：牡丹皮8g，栀子8g，当归25g，炒白芍25g，柴胡6g，茯苓12g，甘草5g，炒白术15g，生姜6g，薄荷6g，陈皮9g，益母草15g，枳壳5g。

7剂，水煎服，日1剂，早晚两次分服。

二诊：2019年9月24日。末次月经9月19日至9月23日，量可，色暗红，有黑色血块，无腹胀；行经第1、2天单侧头痛；大便黏腻较前好转，舌红少苔。

方药：当归15g，熟地黄18g，川芎6g，炒白芍12g，五味子15g，枸杞子15g，女贞子12g，覆盆子15g，沙苑子15g，淫羊藿10g，仙茅12g，陈皮9g，丝瓜络6g，路路通6g。

7剂，水煎服，日1剂，早晚两次分服。

三诊：2019年10月18日。末次月经10月14日，量少色淡，无血块、血丝，行经第二天头痛，较前减轻，经前2~3天长痘；白带如常，略痒；大便好转。

方药：生地黄30g，元参30g，麦冬15g，炒白芍15g，地骨皮8g，阿胶（烊化）4g，鳖甲12g，山茱萸12g，山药12g，陈皮9g，甘草5g，枸杞子15g。

7剂，水煎服，日1剂，早晚两次分服。

四诊：2019年11月10日。末次月经11月7日，量少色红，有血块，无痛经。头痛好转，口渴引饮，大便较前好转。继予三诊方7剂。

如此巩固治疗两个月后，患者未再经前头痛。

【按语】在王氏妇科的经验中经行头痛首先要辨部位，其疼痛部位有侧头痛、前头痛、后头痛之分，临床应以疼痛时间、疼痛性质辨其虚实。根据疼痛部位辨其所属脏腑、经络。大抵实者多痛于经前或经期，且多为胀痛或刺痛；虚者多在经后或行经将净时作痛，多呈头晕隐痛。头痛部位前额属阳明，后头属太阳或肾虚，两侧属少阳，巅顶属厥阴。

足厥阴肝经与督脉上会于巅，而冲脉附于肝，经行冲气偏旺，故肝火易随冲气上逆，风阳上扰清窍，而致经行头痛。本患者经行巅顶头痛，小腹胀痛、胸胀，带下色黄，口渴，大便黏腻，舌红少苔，脉弦细，辨证属肝郁化火兼有脾弱证，故用丹栀逍遥散清热泻火、健脾疏肝，加益母草活血调经利水，枳壳增强理气行滞之功。后诊以补肾精、滋肾阴为主，滋阴平肝，以水涵木，则未再有肝阳失于制约，上扰清窍而头痛。

【医案二】

李某，女，28岁，2017年6月11日初诊。

经期或经后，头痛头晕，患者既往月经规律，12岁月经初潮，7天/27~29天，末次月经2017年5月26日。月经量少，色淡质稀，无血块，无经期小腹痛，无经期胸胀，伴腰困。患者素体血虚，近一年来带毕业班工作量大，劳心劳力，每逢经期或经后，即头晕头痛，隐隐作痛，持续3~5天自行好转，心悸，半夜易惊醒，醒后入睡难。刻下症见：神疲乏力，面色苍白，语声低微，腰困，舌淡，苔薄白，脉细弱。生育史：G_1P_1。血常规示：Hb 84 g/L。

中医诊断：经行头痛（血虚证）。

西医诊断：经前期综合征，中度贫血。

治法：养血益气，活络止痛。

方药：当归15g，川芎15g，炒白术15g，熟地黄18g，党参30g，茯苓15g，炙甘草6g，酸枣仁15g，远志12g。7剂。

二诊：2017年6月19日。患者诉服药后感觉乏力稍有缓解，腰困依旧，夜间依旧易醒，但醒后易入睡，察其面色较上次略好，舌淡，苔薄白，脉沉细。初诊方加生龙骨20g、生牡蛎20g、炒杜仲15g，再进7剂。

三诊：2017年6月27日。患者于6月24日月经来潮，此次月经前后头晕、头痛明显改善，腰困好转，周身有力，夜间睡眠明显改善，察其面色较前红润，舌淡，苔薄白，脉稍沉，应指有力。二诊方不变再进7剂。

四诊：2017年8月30日。患者述自上次服药以后，所有症状均明显改善，因工作繁忙所以未来继续就诊，近期又感觉周身稍有乏力，遂来就诊。察其面色红润，舌淡，苔薄白，脉滑，用归脾汤14剂以调理。

【按语】女性经期气血下溢胞宫排出，气血亏耗，不能上荣头部，加之患者工作繁忙，又耗伤本不足的气血，以致"不荣则痛"，因而患者可见经期或经后期头部呈持续性隐痛、月经量少色淡、神疲乏力；真阴精血不足，阴阳不交，心虚胆怯，神魂不安，以致患者夜不能寐或寐而不酣。虚证头痛常见于经后或行经将净时隐隐作痛，本例患者为典型的虚证经期头痛，方用八珍汤加减。方中以当归、川芎养血和血，熟地黄补血滋阴，党参、炒白术、炙甘草益气健脾，茯苓健脾宁心安神，酸枣仁、远志补益心脾。全方共奏养血益气之功，使气旺血足，自无经行头痛之疾。

经行乳房胀痛

　　经行乳房胀痛是指每于行经前后或正值经期，出现乳房作胀，或乳头胀痒疼痛，甚至不能触衣的疾病。本病的发生，根据发病的部位、发病的时间等，与肝、胃、肾密切相关。乳头属肝，乳房属胃，亦由肾所主。肝经循胁肋，过乳头，乳头系足厥阴肝经所属，乳房为足阳明胃经所属，足少阴肾经入乳内。本病的发生在行经前后或经期，此时气血下注冲任血海，易使肝血不足，气偏有余，肝失条达或肝肾不足而发病。七情内伤，肝气郁结，气血运行不畅，脉络欠通，不通则痛；或肝肾亏虚，失于濡养而作痛。治疗上以疏肝养肝，通络止痛为大法。虚者应注意平时调治，宜滋肾养肝。实者常于经前开始用药，宜疏肝理气通络。

一、辨证论治

1.肝气郁结证

主要证候：经前或行经乳房胀满疼痛，或乳头痒痛，甚则痛不可触衣。经行不畅，血色暗红，小腹胀痛；胸闷胁胀，精神抑郁，时叹息。苔薄白，脉弦。治宜疏肝理气，和胃通络。方用逍遥散加麦芽、鸡内金、青皮。

乳房胀硬结节成块者，加夏枯草、青橘叶、橘核、王不留行，以通络散结；情绪忧郁，闷闷不乐者，加醋香附、合欢皮、郁金；少腹胀痛者，加延胡索、乌药、川楝子。

2.肝肾亏虚证

主要证候：经行或经后两乳作胀作痛，乳房按之柔软，月经量少色淡；两目干涩，咽干口燥，五心烦热。舌淡或舌红少苔，脉细数。治宜滋肝养肾，和胃通络。方用一贯煎加减。

3.胃虚痰滞证

主要证候：经前或经期乳房胀痛，或乳头痒痛，甚则不可触衣；胸闷痰多，食少纳呆，平素带下量多，色白稠黏，月经量少，色淡。舌淡胖，苔白腻，脉缓滑。治宜健胃祛痰，活血止痛。方用四物汤合二陈汤去甘草。

二、临床医案

【医案一】

刘某，女，28岁，2020年4月2日初诊。

患者经前乳房胀痛1年余，平素月经4天/52～90天，末次月经2020年3月29日，量多色黑，有血块，无痛经，有腰困，经前及行经第一天乳房胀痛。白带量少，色白质稠。平素时有眩晕，性格较急，纳眠可，大便溏。舌淡，苔薄白，脉弦细。

中医诊断：经行乳房胀痛，月经后期（肝郁气滞证）。

西医诊断：经前期综合征。

治法：疏肝理气，通络止痛。

方药：香附15g，艾叶10g，当归25g，白芍25g，柴胡6g，茯苓12g，白术15g，甘草5g，黄精20g，薄荷6g，陈皮9g，益母草15g，陈皮9g，石菖蒲6g，紫河车6g，菟丝子15g。

14剂，水煎服，日1剂，早晚两次分服。

二诊：2020年4月16日。患者腰困、眩晕缓解，舌淡，苔薄白，脉弦细。

方药：瓜蒌15g，浙贝母15g，当归25g，白芍25g，柴胡6g，茯苓12g，白术15g，甘草5g，黄精20g，薄荷6g，陈皮9g，菟丝子15g。

7剂，水煎服，日1剂，早晚两次分服。

三诊：2020年4月30日。末次月经3月29日，量多色黑，有血块、血丝，无痛经，有腰困。

方药：香附15g，艾叶10g，当归25g，白芍25g，柴胡6g，茯苓12g，白术15g，甘草5g，黄精20g，薄荷6g，陈皮9g，菟丝子15g。

7剂，水煎服，日1剂，早晚两次分服。

四诊：2020年5月7日。末次月经5月4日，量少色黑红，有血块，无痛经，无腰困症状，眩晕好转。继予初诊方14剂疏肝理气通络。

五诊：2020年5月21日。继予二诊方7剂。

六诊：2020年6月4日。诸症较前缓解。

方药：香附15g，艾叶10g，当归25g，白芍25g，柴胡6g，茯苓12g，白术15g，甘草5g，黄精20g，薄荷6g，陈皮9g，菟丝子15g，青皮6g，郁金10g，白芷6g。

7剂，水煎服，日1剂，早晚两次分服。

如上法继续调理3个周期，随访未再发生经行乳房胀痛。

【按语】经行乳房胀痛首辨虚实，一般实证多痛于经前，乳房按之胀满，触之即痛，经后胀痛明显消退。虚证多痛于行经之后，按之乳房柔软无块。本病治疗以疏肝养肝，通络止痛为原则。乳头属肝，乳房属胃。肝为将军之官，性喜条达，若肝郁气滞，气血运行不畅，冲气偏盛，循肝脉上逆或横逆犯胃，乳络不畅，则发为乳房胀痛。

本患者平素性格急躁，月经周期推后，经行感腰困胸胀，带下量少色白，时有眩晕、便溏，舌淡，苔薄白，脉弦细，辨证属肝郁脾弱兼有虚寒，故用香艾逍遥散疏肝健脾、理气止痛、散寒祛湿，加黄精、菟丝子补肾填精。二诊方更换香附、艾叶为瓜蒌、浙贝母，以增化痰祛湿之功。本患者主要辨证属肝郁脾虚，故后诊仍以逍遥散为主方，随证加减，把握主要矛盾，方获良效。

【医案二】

刘某，女，33岁，2017年5月26日初诊。

每于经行前后或正值经期，即发乳房胀痛，患者既往月经规律，13岁月经初潮，末次月经2017年5月17日。月经量少，色淡，无血块，无经期腹痛，伴经期乳房胀痛，伴腰困。近一年来因工作量大，自觉压力大，出现乳房胀痛，每于行经前后，或经期发作，乳房胀痒疼痛，严重时不能触衣。刻下症见：两目干涩，咽干口燥，渴喜饮冷，手脚心烫，纳可，眠可，二便调，舌淡少苔，脉细数。生育史：G_1P_1。妇科检查示：子宫大小正常，内膜厚度约1cm，余无异常。

中医诊断：经行乳房胀痛（肝肾亏虚证）。

西医诊断：经前期综合征。

治法：滋肾养肝，通络止痛。

方药：北沙参9g，麦冬12g，当归9g，生地黄18g，枸杞子9g，川楝子3g，北柴胡15g，黄柏9g，菟丝子15g。

二诊：2017年6月3日。患者诉腰困较前缓解，双目干涩有改善，手脚心烫稍有好转，口渴明显改善。舌红少苔，脉数略细。在初诊方基础上加路路通12g、丝瓜络15g，再进7剂。

三诊：2017年6月11日。患者诉所有症状均有改善，但近期月经即将来潮，觉乳房轻度胀痒，继续予二诊方再进7剂，以观疗效。

四诊：2017年6月21日。患者于6月14日月经来潮，月经量较多，色暗红，质稍稠，平素乳房胀痛，但较之前大大减轻，不影响日常工作生活，白带量适中，色白，无异味，舌淡，苔薄白，脉沉细。方用逍遥散5剂善后。

【按语】中医认为："男子乳头属肝，乳房属肾；女子乳头属肝，乳房属胃。"可以看出乳房的生理与肝、肾和脾胃功能是否正常，以及肝胃两经、冲任二脉是否通调有关。该患者肝气郁结，肝司冲脉，冲气循肝脉上逆，气血瘀滞不畅，故经期乳房胀痛或胀痒；肾为先天之本，肾气盛则天癸至，该患者肾精亏虚则出现月经量少、两目干涩、咽干口燥等肝肾亏虚的临床表现。故在立法上以滋肾养肝为主。

经 行 感 冒

　　每值经行前后或正值经期，即出现感冒症状，经后逐渐缓解者，称为"经行感冒"，又称为"触经感冒"。明代岳甫嘉的《妙一斋医学正印种子篇·女科》记载："妇人遇经行时，身骨疼痛，手足麻痹，或生寒热，头疼目眩，此乃触经感冒。"并提出用加减五积散治疗。风邪为本病的主要病因，可将其分为风寒与风热。多由素体气虚，卫阳不密，经行阴血下注胞宫，此时血室正开，腠理疏松，卫气不顾，则风邪乘虚而入；或素有伏邪，随月经周期反复乘虚而发，经后气血渐复则邪去表解。

　　在临床上可根据发病有风寒、风热、邪入少阳的不同，治疗以辛温、辛凉解表之剂，同时顾及经行血虚，卫气不顾的特点，平时以和血益气、固卫祛邪。

一、辨证论治

1.风寒证

主要证候：每至经行期间，发热恶寒，无汗，鼻流清涕，咳嗽痰稀，头身疼痛，咽喉疼痛。舌淡红，苔薄白，脉浮紧。经血净后，诸证渐愈。治宜解表散寒，活血调经。方用荆穗四物汤。

2.风热证

主要证候：每于经行期间，发热身痛，微恶风，头痛汗出，鼻塞咳嗽，痰黄稠，口渴欲饮。舌红，苔黄，脉浮数。治宜疏风清热，和血调经。方用桑菊饮加当归、川芎。

3.邪入少阳证

主要证候：每于经期出现寒热往来，胸胁苦满，默默不欲饮食，心烦喜呕，口苦咽干，头晕目眩。舌红，苔薄白或薄黄，脉弦或弦数。治宜和解表里。方用小柴胡汤。

4.气虚感冒

主要证候：每于经期出现，恶寒较甚，发热较轻，无汗，身体倦怠，咳嗽咳痰无力。舌苔淡白，脉浮无力。治宜扶正固表，调和营卫。方用玉屏风散加女贞子、白薇。

二、临床医案

【医案一】

石某，女，14岁，2021年3月22日初诊。

患者近来经行时感冒，平素月经8～9天/28～30天，量多，色深红，有血块，痛经较重，呈绞痛，偶有胸胀，无腰困。末次月经2021年3月9日，量、色、质同平素。带下量可色白。经行头晕，面色苍白，恶寒、鼻塞、流涕，便秘，纳可，睡眠略差。舌淡苔薄白，脉细弱。

中医诊断：经行感冒（血虚证）。

西医诊断：经前期综合征。

治法：通郁散风，补血调经。

方药：熟地黄30g，白芍15g，当归15g，川芎9g，白术15g，牡丹皮9g，延胡索3g，甘草3g，柴胡3g。

7剂，水煎服，日1剂，早晚两次分服。

二诊：2021年3月29日。患者头晕、鼻塞、流涕、便秘等症状较前有所好转，脉细；当日B超示：子宫内膜厚约0.6cm。效不更方，继予初诊方7剂。

三诊：2021年4月7日。患者便秘较前次好转，睡眠好转，舌胖大，苔薄白。

方药：熟地黄18g，当归15g，川芎6g，香附10g，炒白芍12g，延胡索9g，茯苓10g，陈皮9g，吴茱萸5g，肉桂4g，牡丹皮9g，甘草5g。

7剂，水煎服，日1剂，早晚两次分服。

巩固治疗两个周期，后随访无复发。

【按语】本患者经行量多，色深红，有血块，痛经呈绞痛，另有恶寒、鼻塞、流涕等外感风寒之象，属经行之际，外感寒邪，邪入血室，故行经腹痛拘急；另有面色苍白，时有头晕，一派血虚之象。《傅青主女科》云："夫肝属木而藏血，最恶风寒。妇人当行经之际，腠理大开，适逢风之吹寒之袭，则肝气为之闭塞，而经水之道路亦随之而俱闭，由是腠理经络，各皆不宣，而寒热之作，由是而起……治法宜补肝中之血，通其郁而散其风，则病随手而效，所谓治风先治血，血和风自灭，此其一也。方用加味四物汤。"故以傅氏加味四物汤补肝中之血而宣散肝经风邪。至三诊肝经风寒已祛，为巩固疗效，扶正固本，更以王氏调经种玉汤养血调经，健脾温肾。两方为用，共奏佳效。

【医案二】

白某，女，32岁，2019年2月19日初诊。

每逢经期前后即感冒，患者既往月经规律，14岁月经初潮，5天/27～29天，末次月经2019年2月6日。月经量多，色淡，质稍清稀，经期小腹痛，腰困，不伴经期胸胀，不伴血块。患者平素体弱，近半年来无明显诱因出现经期前后或经期感冒，恶寒较甚，发热轻，无汗，头痛，伴有咳嗽，咳白痰，起初还吃感冒药，后发现不吃药五六天便可自行好转。刻下症见：白带量较多，色白，质清晰，神疲乏力，气短懒言，二便调，纳可，眠可，舌淡苔薄白，脉浮而无力。

中医诊断：经行感冒（气虚感冒）。

西医诊断：感冒。

治法：益气解表。

方药：党参15g，茯苓12g，紫苏叶9g，前胡12g，葛根9g，防风12g，炙黄芪20g，炒白术15g，陈皮12g。

7剂，水煎服，日1剂，早晚两次分服。

二诊：2019年2月26日。患者述服药后感觉精神好转，乏力症状减轻，察其面色仍有些萎黄，舌淡，苔薄白，脉沉滑。初诊方加桔梗12g、炙甘草9g，再进7剂。

三诊：2019年3月9日。患者于3月6日月经来潮，经量较多，色红稍淡，质稍稠，不伴腰困，略微感小腹空坠，此次月经前没有感冒，但稍感头痛，略有恶风，舌淡，苔薄白，脉滑，二诊方不变，再进7剂。

四诊：2019年3月18日。患者述月经完后也无感冒，不甚欣喜，周身无力明显改善，神疲明显好转，带色白，质稍稠，无异味，二便调，纳可，眠可，舌淡，苔薄白，脉沉略细。二诊方不变，再进7剂以善后。

【按语】该患者平素体质偏弱，正气不足，无力抵御外邪，正邪相争，卫气被遏制，卫阳无法温养肌肤，故此患者出现发热轻、恶寒甚等一系列外感症状。加之妇女每逢经期，阴血下注胞宫，气血亏虚，则更易感受外邪，出现一系列本虚标实的外感证候。临床上治疗经行感冒以扶正祛邪、养血调经为原则，在组方上可以玉屏风散为底方加减，疗效甚佳。

经 行 泄 泻

　　每值行经前后或正值经期，即大便溏薄，甚或水泄，一日数次，经净自止者，称为"经行泄泻"，亦可称为"经行而泻""经来泄泻"。陈素庵认为本病由脾虚所致："经正行忽病泄泻，乃脾虚。"《石山医案·调经》中记载："一妇经行，泻三日，然后行。诊其脉，皆濡弱。曰：此脾虚也。脾属血属湿，经水将动，脾血已先流注血海，然后下流为经，脾血既亏，则虚而不能运行其湿"，并运用参苓白术散对其治疗。清代《医宗金鉴·妇科心法要诀》在前人论述基础之上又分别列出虚寒、虚热、寒湿等病因病机。《叶氏女科证治·经来泄泻》中所云："经来之时，五更泄泻，如乳儿尿，此乃肾虚，不必治脾，宜服理中汤七剂。"《沈氏女科辑要笺正》引王孟英之学说"亦有肝木侮土者"，丰富了本病的论述。

　　本病的发生主要责之于脾肾虚弱，经行之际，气血下注冲任，脾肾益虚而导致经行泄泻。

临床辨证时，王氏认为应首先观察大便的性状及泄泻的时间，参见兼证从而进行辨证。治疗以健脾、温肾为主，调经为辅，脾健湿除，肾气得固，则泄泻自止。

一、辨证论治

1. 脾虚证

主要证候：月经前后或正值经期，大便溏泄，经行量多，色淡质稀；脘腹胀满，神疲肢倦，或面浮肢肿。舌淡红，苔白，脉濡缓。治宜健脾渗湿，理气调经。方用参苓白术散。

2. 肾虚证

主要证候：经行或经后，大便泄泻，或五更泄泻，经色暗淡，质清稀；腰膝酸软，头晕耳鸣，畏寒肢冷。舌淡，苔白，脉沉迟。治宜温肾补阳，健脾止泻。方用健固汤和四神丸。

二、临床医案

【医案一】

蔡某，女，27岁，2015年3月4日初诊。

患者诉行经时泄泻5年余，伴腹痛、腰困，恶心呕吐、不能食，头晕、嗜睡，经前半月乳房胀痛。末次月经2015年2月9日，行经4天，色黑红，有少许血块。行经第一天小腹坠痛甚，经水量增多时疼痛减轻。刻下症见：白带量少，畏寒怕冷，纳眠可，大便溏泄。舌淡红，苔薄白，有齿痕、裂纹，脉沉细。既往史：初潮15岁，平素月经延后7天，行经5天，痛经（+++），生育史G_1P_1，现避孕。曾患有急性肠胃炎。

中医诊断：经行泄泻（脾虚寒湿证）。

西医诊断：经前期综合征。

治法：健脾渗湿，散寒调经。

方药：①炒白术30g，巴戟天15g，续断10g，炒白扁豆15g，制延胡索9g，茯苓10g，莲子10g，甘草5g，白果10g，艾叶6g，陈皮9g，焦槟榔10g。

7剂，水煎服，日1剂，早晚两次分服。

②艾附暖宫丸。用法：1袋/次，3次/日。

忌食生冷，忌生气。

二诊：2015年3月11日。患者服药后腰困消失，精神好转，有轻微乳房胀痛。白带量少，舌红，苔薄白，脉略滑。初诊方加肉桂4g，共5剂，水煎服，日1剂，早晚两次分服。

三诊：2015年3月23日。末次月经3月13日，行经5天，量中，色鲜红，有血块，但较前减少，自觉恶心呕吐、腹泻、头晕、嗜睡等症状较前明显减轻，经前乳房胀痛，经行小腹坠痛较前减轻。刻下症见：腰困，带下量较少，畏寒怕冷症状减轻，纳眠可，二便调，舌红，苔薄白，有裂纹，脉沉细。

方药：①继予二诊方5剂。

②艾附暖宫丸。用法：1袋/次，3次/日。

忌食生冷，忌生气。

四诊：2015年4月3日。患者乳房憋胀刺痛，小腹寒凉明显，手脚冰凉，带下量少，纳呆，眠可，二便调，舌红，苔花剥，有齿痕及裂纹，脉沉细。行经5天，量中，色鲜红，血块较前减少，自觉恶心呕吐、腹泻、头晕、嗜睡等症状均较前明显减轻，经行小腹坠痛亦较前减轻。

方药：①初诊方加肉桂4g、制附子6g，9剂，水煎服，日1剂，早晚两次分服。

②艾附暖宫丸。用法：1袋/次，3次/日。

忌食生冷，忌生气。

【按语】本患者有急性肠胃炎病史，表明脾气素虚。脾虚失运，不能运化水湿，则大便溏泄，行经时气血下注血海，脾气益虚，脾虚失运，化湿无权，水湿下渗于大肠而为泄泻。傅青主指出"脾属湿土，脾虚则土不实，土不实而湿更甚"。

患者行经第一天小腹坠痛甚，刻下畏寒怕冷，舌淡红，苔薄白，有齿痕、裂纹，脉沉细，辨证属脾气、脾阳两虚。傅氏言"气旺而血自能生，抑气旺而湿自能除，且气旺而经自能调矣"，故方中重用炒白术健脾益气，使脾气得旺；巴戟天、续断、艾叶温补肾阳，补先天以固后天；佐炒白扁豆、陈皮、茯苓、白果健脾化湿；焦槟榔行胃肠之气、利大肠水湿；莲子补脾止泻；甘草调和诸药。全方共奏健脾益气、温阳止泻之功。脾土已虚，木旺克土，故嘱患者切勿生气动怒，以防肝木克脾土之弊。

【医案二】

墨某，女，25岁，2018年4月20日初诊。

经行腹泻3年余。患者平素月经周期规律，2～3天/28～30天，末次月经2018年3月26日至3月28日，量少色红，有少许血块，无痛经，腰困明显，经行泄泻，每逢夏季也易泄泻。刻下症见：带下清稀，色白，畏寒怕冷，手足凉，纳眠可，舌淡，苔花剥。

中医诊断：经行泄泻（肾阳亏虚证）。

西医诊断：经前期综合征。

治法：温阳补肾，健脾止泻。

方药：熟地黄30g，焦白术30g，当归15g，炒山药15g，炒白芍10g，炒酸枣仁10g，柴胡4g，南沙参10g，炒杜仲4g，党参6g，牡丹皮6g，紫河车6g，鹿角胶（烊化）4g。

14剂，水煎服，日1剂，早晚两次分服。

二诊：2018年5月15日。患者服药后腰困减轻，畏寒好转。末次月经4月23日，经量增多，行经3～4天，仍有泄泻，一日2～3次。易感疲乏劳累，脉数无力。

方药：熟地黄15g，制附子（先煎）9g，肉桂3g，山药15g，山茱萸15g，菟丝子18g，当归9g，杜仲18g，鹿角胶（烊化）4g，枸杞子15g。

14剂，水煎服，日1剂，早晚两次分服。

三诊：2018年5月29日。月经提前，末次月经5月17日，量少色深，有血丝，泄泻次数减少，日1次，腰困减轻，怕冷好转。带下色黄，量多质稀。

方药：山药30g，芡实30g，白果12g，车前子3g，黄柏6g，党参12g，陈皮9g，炒白术15g，甘草9g。

14剂，水煎服，日1剂，早晚两次分服。

后以二诊方药巩固治疗两个月经周期，后随访未再复发。

【按语】本病的发生主要责之于脾、肾两脏。脾主运化，肾主温煦，肾为胃之关，主司二便。若命门火衰，肾阳虚弱，不能上温脾阳，脾失温煦，运化失司，适逢行经，脾肾之气虚甚，则发为经行泄泻。本患初诊时经期已过，刻下无泄泻之症，而经量及带下均量少，畏寒怕冷，手足凉，为精亏血少之征，故以王氏益经汤补肾健脾，养血和血。二诊时泄泻为著，综合初诊，实乃肾阳虚衰之故，故以右归丸温补肾阳，填精益髓。三诊患者泄泻大减，立法得验。另三诊矛盾重在"带下色黄，量多质稀"，故以易黄汤加减健脾除湿止带。

右归丸专对肾阳不足，命门火衰之证，《景岳全书》云："益火之源，以培右肾之元阳。"乃"纯补无泻"之剂。火能生土，肾阳足则脾阳得健，自能运化水湿，则经水调和，泄泻自除。

经行情志异常

经行情志异常是指每值行经前后或正值经期，出现烦躁易怒，悲伤欲哭，或情志抑郁，喃喃自语，或彻夜不眠，甚或狂躁不安，经后复如常人。

早在《陈素庵妇科补解·调经门》中就对本病的临床表现、病因病机、证治方药等进行了详细的论述："经正行发狂谵语，忽不知人，与产后发狂相似，缘此妇素系气血两虚，多怒而动肝火，今经行去血过多，风热乘之，客热与内火并而相搏，心神昏闷，是以登高而歌，去衣而走，妄言谵语，如见鬼神，治宜清心神，凉血清热为主，有痰兼豁痰，有食兼消食。宜用金石清心饮。"《妇科一百七症发明》责之于心火与肝火。

王氏认为本病多由情志所伤，肝气郁结，痰火内扰，遇经行气血骤变，扰动心神而致，以经前或经期有规律地出现情志异常为辨证要点，治疗需结合证型，因肝郁者，养血疏肝；因痰火者，清热涤痰。

一、辨证论治

1. 肝气郁结证

主要证候：经前抑郁不乐，情绪不宁，烦躁易怒，甚至怒而发狂，经后逐渐减轻或复如常人，月经量多，色红，经期提前；胸闷胁胀，不思饮食，彻夜不眠。苔薄腻，脉弦细。治宜疏肝解郁，养血调经。方用逍遥散加减。

2. 心血不足证

主要证候：经前或经期精神恍惚，心神不宁，无故悲伤，心悸失眠，月经量少，色淡。舌淡，苔薄白，脉细。治宜补血养心，安神定志。方用甘麦大枣汤合养心汤去川芎、半夏曲。

3. 痰火上扰证

主要证候：经行狂躁不安，头痛失眠，平时带下量多，色黄质稠；面红目赤，心胸烦闷。舌红，苔黄厚腻，脉弦滑而数。治宜清热化痰，宁心安神。方用生铁落饮加郁金、川黄连。

二、临床医案

【医案一】

梁某，女，26岁，2019年9月12日初诊。

患者诉经前一周至经期结束前烦躁易怒，伴双侧乳房胀痛多年。月经周期28～29天，末次月经2019年9月1日，行经5天，量多色红，有血块，腰困、乳房胀明显。刻下：情绪易激动，夜寐难安，不欲饮食，偶有便秘。舌淡，苔薄白，有齿痕，脉弦细。

中医诊断：经行情志异常（肝气郁结证）。

西医诊断：经前期综合征。

治法：疏肝行气，养血调经。

方药：牡丹皮8g，焦栀子8g，当归25g，白芍25g，柴胡6g，茯苓12g，白术15g，甘草5g，黄精20g，益母草15g，陈皮9g。

7剂，水煎服，日1剂，早晚两次分服，嘱调畅情志。

二诊：2019年9月19日。患者服药后腰困减轻，睡眠好转，情绪仍不佳，脉滑数。

方药：牡丹皮8g，焦栀子8g，当归25g，白芍25g，柴胡6g，茯苓12g，白术15g，甘草5g，青皮10g，夏枯草15g，郁金10g，瓜蒌15g，浙贝母15g。

14剂，水煎服，日1剂，早晚两次分服，嘱调畅情志。

三诊：2019年10月10日。末次月经2019年9月28日，量可色暗，无血块，经前乳房胀较前减轻，情绪有所好转。舌淡胖，有齿痕，脉滑数。

方药：瓜蒌8g，浙贝母8g，当归25g，白芍25g，柴胡6g，茯苓12g，白术15g，甘草5g，青皮10g，夏枯草15g，郁金10g。

7剂，水煎服，日1剂，早晚两次分服。

如此继续治疗两个周期，后电话随访经行情志如常，双侧乳房胀未再复发。

【按语】本病的发生主要与情志失调有关。女子有"血不足，气有余"的生理特点，《诗经》曰："女子善怀。"当代女性在社会生活中的压力日渐增加，肝气郁结在女性各类疾病辨证中十分常见。情志抑郁，肝失条达，经前冲气偏盛，肝气夹冲气上逆，扰乱心神，致情志异常，而见情绪不宁，烦躁易怒。郁久化火，伤津耗血。治以疏肝解郁为主。

患者经前及经期烦躁易怒，伴双侧乳房胀痛，情绪易激动，夜寐难安，不欲饮食，偶有便秘，此为肝气郁结化火之证，且肝木克脾土。治以丹栀逍遥散清热疏肝、养血健脾，加黄精健脾益肾，益母草清热调经，陈皮健脾行气。二诊仍以丹栀逍遥散为主方，加青皮、郁金增强疏肝行气解郁之力；瓜蒌、浙贝母、夏枯草清肝泻火，化痰散结。三诊在二诊方基础上去牡丹皮、栀子，功偏清热化痰。本案总以丹栀逍遥散为底方，以疏肝行气、清热化痰之味随证加减，治有侧重，收获佳效。

【医案二】

韩某，女，25岁，2017年6月5日初诊。

患者每值行经前后，或正值经期，出现烦躁易怒，或情志抑郁。患者既往月经规律，12岁月经初潮，5天/27~29天，末次月经2017年5月22日。经量偏少，色深红，伴少量血块，伴经期胸胀，无腰困。患者平素急躁易怒，每因小事而执拗不解。近两年性情逐渐反复无常，或狂躁不安，或怒目嗔视，或自怒自责。诸多表现多在经前数天开始发作，经后逐渐趋于平静。曾在某市医院住院治疗，诊断为周期性精神病，经用中西药物治疗，效果不彰。刻下症见：头痛失眠，面红目赤，心胸烦闷，白带量少，大便偏干，舌红，苔黄厚腻，脉弦滑而数。

中医诊断：经行情志异常（痰火上扰证）。

西医诊断：经前期综合征。

治法：清热化痰，宁心安神。

方药：天冬15g，麦冬20g，浙贝母12g，胆南星9g，橘红12g，远志15g，连翘12g，茯苓15g，茯神15g，元参9g，钩藤12g，丹参15g，石菖蒲12g，铁落（先煎）30g。

7剂，水煎服，日1剂，早晚两次分服。

二诊：2017年6月13日。头痛稍有减轻，失眠依旧，烦闷有改善，性情稍有平复，察其面色较上次好转，舌红，苔薄黄，脉弦数。初诊方加生龙骨20g、生牡蛎20g，再进7剂。

三诊：2017年6月21日。患者于2017年6月20日月经来潮，失眠明显改善，夜寐可得5～6小时，午间还可再睡1～2小时，烦闷、狂躁明显改善，白带量较前增多，色略黄，质稍黏，舌淡，苔薄黄，脉滑数。二诊方再进7剂。

四诊：2017年7月3日。患者述所有症状均已明显改善，但遇到烦心事时性情仍易急躁，舌淡，苔薄白，脉细略弦，用丹栀逍遥散7剂以善后。

【按语】王氏认为，经行情志异常是由于本患者素体气血亏虚，行经时精血下注冲任，心神更失心血滋养，加之患者性格较急躁易怒，肝火内动致经前冲脉之气上扰心神。故常于经前出现情绪失控，无端悲伤或者易怒，而月经周期的其他时间精神、情绪又完全正常。冲宜镇、任宜养，故临床上治疗时常选紫石英、铁落、生龙骨、生牡蛎、石菖蒲、钩藤等药以镇摄冲脉，元参、丹参、天冬、麦冬等药以养任脉。内科郁证的精神症状与本病相似，故本病需要与内科郁证相鉴别。

附：经前期综合征

经前期综合征是指反复在黄体期出现周期性以情感、行为和躯体障碍为特征的综合征，月经来潮后，症状自然消失。本病的病因尚无定论，可能与精神社会因素、卵巢激素失调和神经递质有关。

（一）诊断要点

多见于25～45岁妇女，症状出现于月经前1～2周，月经来潮后迅速减轻直至消失，周期性反复出现为其临床特点。主要症状归纳为以下3点。

1.躯体症状：头痛、乳房胀痛、腹部胀痛、便秘、肢体水肿、体重增加、运动协调减慢。

2.精神症状：易怒、焦虑、抑郁、情绪不稳定、疲乏，以及饮食、睡眠、性欲改变。

3.行为改变：注意力不集中、工作效率低、记忆力减退、神经质、易激动。

（二）治疗

1.一般治疗

（1）心理治疗

帮助患者调整心理状态，给予心理安慰与疏导，让其精神放松，有助于减轻症状。患者症状重者可进行认知—行为—心理治疗。

（2）调整生活状态

包括合理的饮食及营养，戒烟，限制钠盐和咖啡的摄入。适当进行身体锻炼，可协助缓解神经紧张和焦虑状态。

2. 药物治疗

（1）抗焦虑药

方法：阿普唑仑，经前口服用药，0.25mg/次，2~3次/日，逐渐增量，最大剂量为4mg/日，用至月经来潮第2~3日。适用于有明显焦虑症状者。

（2）抗抑郁药

方法：氟西汀，黄体期口服用药，20mg/次，1次/日。适用于有明显抑郁症状者。

（3）醛固酮受体的竞争性抑制剂

方法：螺内酯，口服20~40mg，2~3次/日。机制：拮抗醛固酮而利尿，减轻水潴留，对改善精神症状也有效。

（4）维生素

方法：维生素B_6，口服10~20mg/次，3次/日。机制：调节自主神经系统与下丘脑—垂体—卵巢轴的关系，还可以抑制催乳素合成。

（5）口服避孕药

机制：抑制排卵缓解症状，并可减轻水钠潴留症状，抑制循环和内源性激素的波动。

（三）诊疗思路

本病多见于25～45岁的妇女，伴随着月经周期反复发作，常因家庭不和或工作紧张而诱发，与其精神心理情况密切相关。临床常表现为月经来潮前1～2周，出现躯体、行为、精神症状，并于经前数日加重。实验室检查显示，月经后半期血清中P（孕激素）水平低下或正常，E_2（雌二醇）浓度偏高，E_2/P比值增高，催乳素水平升高，对本病的诊断具有参考意义。

本病的治疗目的在于减轻或缓解症状，降低疾病对于患者日常生活工作的影响，应着重经前用药。其中一般治疗包括调整心态和生活状态。中医治疗时间因虚实而异，虚证从经净后开始治疗，以补为主；实证于经前1～2周开始，以通为主，直至经至。西医治疗常应用抗抑郁药和抗焦虑药来缓解其精神症状，应用醛固酮受体的竞争性抑制剂来缓解水肿等躯体症状，运用维生素来调节自主神经系统与下丘脑—垂体—卵巢轴。

绝经前后诸证

妇女在绝经期前后围绕着月经紊乱或绝经出现明显不适证候，如烘热汗出、烦躁易怒、潮热盗汗、面红、眩晕耳鸣、心悸失眠、面浮肢肿、腰背酸楚、情绪不宁等，称为"绝经前后诸症"，亦称为"经断前后诸证"。汉代《金匮要略·妇人杂病脉证并治》中指出："妇人脏躁，喜悲伤欲哭，象如神灵所作，数欠伸。"又指出绝经期可能出现崩漏，"妇人年五十所，病下利数十日不止，暮即发热，少腹里急，腹满，手掌烦热，唇口干燥……当以温经汤主之"。明代《景岳全书·妇人规》中指出："妇人于四旬外，经期将断之年，多有渐见阻隔，经期不至者。当此之际，最宜防察。若果气血和平，素无他疾，此固渐止而然，无足虑也。若素多忧郁不调之患，而见此过期阻隔，便有崩决之兆。若隔之浅者，其崩尚轻；隔之久者，其崩必甚，此因隔而崩者也。"

　　王氏总结本病的病因病机主要为绝经前后，天癸将绝，肾气渐虚，肾阴阳失调，容易波及其他脏腑；或其他脏腑病变，久病必及于肾，故本病之本在肾，常累及心、肝、肾等多脏多经，导致本病证候复杂。因此，在本病的治疗中以调补肾之阴阳为主，注重滋肾益阴，佐以扶阳、调养冲任、充养天癸、平调肾中阴阳，同时根据兼夹症状选择阴阳双补、滋养肝肾、平肝潜阳、养血疏肝、交通心肾等治疗方法。清热不宜过于苦寒，祛寒不宜过于温燥，更不可妄用攻伐，以免犯虚虚实实之戒。

一、辨证论治

1.肾阴虚证

　　主要证候：绝经前后，月经紊乱，月经提前，量少或量多，或崩或漏，经色鲜红；头晕目眩耳鸣，头部面颊阵阵烘热汗出，五心烦热，腰膝酸痛，足跟疼痛，或皮肤干燥瘙痒，口干便结，尿少色黄。舌红少苔，脉细数。治宜滋养肾阴，佐以潜阳。方用左归丸加减。

2.肾阳虚证

　　主要证候：经断前后，经行量多，经色暗淡，质清稀，或崩中漏下；精神萎靡，面色晦暗，腰背冷痛，小便清长，夜尿频多，面浮肢肿。舌淡胖嫩，边有齿痕，苔薄白，脉沉细弱。治宜温肾扶阳。方用右归丸加减。

3.阴阳俱虚证

主要证候：经断前后月经紊乱，量少或多；乍寒乍热，烘热汗出，头晕耳鸣，健忘，腰背冷痛。舌淡，苔薄，脉沉弱。治宜阴阳双补。方用二仙汤合二至丸加菟丝子、何首乌、龙骨、牡蛎。

二、临床医案

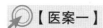【医案一】

李某，女，58岁，2019年12月18日初诊。

患者53岁绝经，自绝经后常有盗汗、足跟痛及腰膝酸疼，皮肤干燥，口干欲饮。纳眠可，小便调，偶有便秘。舌红，少苔，脉细数。2019年12月16日化验结果示甘油三酯升高。

中医诊断：绝经前后诸证（肾阴虚证）。

西医诊断：绝经综合征。

治法：滋养肾阴，佐以潜阳。

方药：熟地黄24g，山茱萸12g，山药12g，太子参10g，陈皮9g，浮小麦30g，百合30g，醋五味子10g，龙骨（先煎）30g，牡蛎（先煎）30g，甘草5g，补骨脂9g。

7剂，水煎服，日1剂，早晚两次分服。

二诊：2019年12月25日。患者服药后盗汗好转，足跟痛减轻，便秘好转，仍有口干，脉沉细。效不更方，继予初诊方10剂。

如此调理两个月后，患者盗汗、足跟痛消失，余症明显缓解。

【按语】本病发生以肾虚为本，女子年过七七，肾气渐衰，天癸渐竭，冲、任二脉逐渐亏虚，脏腑失养，遂致绝经前后诸证。本案患者年过半百，肾阴亏虚，水不涵木，故盗汗；肾主骨，腰为肾之府，肾之精亏血少，故足跟痛、腰膝酸疼；阴虚少津则皮肤干燥、口干欲饮、便秘；舌红，少苔，脉细数，更验肾阴亏虚之证。故治宜滋肾养阴，以六味地黄汤合生脉散为主方加减应用。方中熟地黄、山茱萸、山药滋阴补肾；太子参、醋五味子益气生津敛阴；龙骨、牡蛎平肝潜阳；浮小麦敛阴止汗；补骨脂益肾固精，用治肾虚腰痛；百合养阴润肺，因金生水，乃"虚则补其母"之大法。全方共奏滋阴补肾、育阴潜阳之效。

【医案二】

左某，女，62岁，2018年12月24日初诊。

患者55岁绝经，近两年因确诊慢性肾上腺皮质激素减退症口服激素类药物，每日两片，服药后精神好转，但眼睑浮肿，遂用药减到每日1片。随后出现精神差、手足冰凉、头闷、心慌症状，纳眠可，舌淡，苔薄，脉细弱。

中医诊断：绝经前后诸证（肾阴阳两虚证）。

西医诊断：①慢性肾上腺皮质激素减退症；

②绝经综合征。

治法：滋阴补阳。

方药：党参10g，肉桂3g，川芎6g，熟地黄12g，茯苓5g，白术9g，炙甘草6g，黄芪15g，当归9g，白芍9g，生姜3片，大枣5枚。

7剂，水煎服，日1剂，早晚两次分服。

二诊：2018年12月31日。患者服药后精神可，手足凉稍有缓解，头闷、心慌好转，余无不适。效不更方，继予初诊方14剂。

三诊：2019年1月13日。患者服药后诸症缓解，但仍感头闷，初诊方加菊花15g，7剂。

四诊：2019年1月20日。患者诉头闷缓解，其余诸症均有缓解，遂继予三诊方药7剂。

如此调理3个月后，患者诸症明显缓解，口服激素药物每日半片即可。

【按语】"肾为先天之本"，又"五脏相移，穷必及肾"，故肾之阴阳失调，每易波及其他脏腑，致使本病证候复杂。且肾藏元阴而寓元阳，若阴损及阳，真阴真阳不足，不能濡养清窍、温煦四肢，亦可见头晕、手足冰凉等症。故本例患者辨证为肾阴阳两虚，治以逍遥散与四物汤为主方，加党参、肉桂益气温肾阳，寓"阳中求阴"之意。三诊患者头闷，考虑肝肾阴虚致肝阳上亢，故加菊花平抑肝阳、清利头目。诸药配伍，共奏疏肝滋肾、阴阳并补之功，收效良好。王氏认为现代医学之激素乃"火热之品"，久服之必耗液伤津，烧灼肾阴。故在调理3个月后，每日服半片即可。

附：绝经综合征

绝经综合征指妇女绝经前后出现性激素波动或减少所致的一系列躯体及精神、心理症状，可分为自然绝经和人工绝经。自然绝经：指卵巢内卵泡生理性耗竭所致的绝经。人工绝经：指两侧卵巢经手术切除或放射线照射等所致的绝经。人工绝经者更易发生绝经综合征。

（一）诊断要点

1. 临床表现

（1）近期症状

①月经紊乱：是绝经过渡期的常见症状。机制：稀发排卵或无排卵，表现为月经周期不规则、经期持续时间长及经量增多或减少。此期症状的出现取决于卵巢功能状态的波动性变化。

②血管舒缩症状：主要表现为潮热，为血管舒缩功能不稳定所致，是雌激素降低的特征性症状。特点：反复出现

短暂的面部和颈部及胸部皮肤阵阵发红，伴有烘热，继之出汗，一般持续1~3分钟。症状轻者每日发作数次；严重者发作10余次或更多，夜间或应激状态易促发。该症状可持续1~2年，有时长达5年或更长。潮热严重时可影响日常工作、生活和睡眠，是绝经后期妇女需要性激素治疗的主要原因。

③自主神经失调症状：常出现如心悸、眩晕、头痛、失眠、耳鸣等自主神经失调症状。

④精神神经症状：围绝经期妇女常表现出注意力不易集中，情绪波动大，激动易怒、焦虑不安或情绪低落、抑郁、不能自我控制等情绪症状。记忆力减退也很常见。

（2）远期症状

①泌尿生殖器绝经后综合征：>50%的绝经期女性会出现该综合征，主要表现为：泌尿生殖道萎缩症状，出现阴道干燥、性交困难及反复阴道感染，以及排尿困难、尿痛、尿急等反复发生的尿路感染。

②骨质疏松：绝经后女性雌激素缺乏使骨质吸收增加，导致骨量快速丢失而出现骨质疏松。一般发生在绝经后5~10年，最常发生在椎体。

③阿尔茨海默病：绝经后女性比老年男性患病风险高，可能与绝经后内源性雌激素水平降低有关。

④心血管病变：绝经后女性糖脂代谢异常增加，动脉硬化、冠心病的发病风险较绝经前明显增加，可能与雌激素

低下有关。

2.诊断

根据病史及临床表现不难诊断。但需注意除外相关症状的器质性病变及精神疾病，卵巢功能评价等实验室检查有助于诊断。

（1）血清FSH值及E_2值测定：了解卵巢功能。绝经过渡期血清FSH＞10U/L，提示卵巢储备功能下降；闭经，血清FSH＞40U/L且E_2＜10~20pg/ml，提示卵巢功能衰竭。

（2）抗米勒管激素（AMH）测定：AMH低至1.1ng/ml，提示卵巢储备下降；若低于0.2ng/ml，提示即将绝经；绝经后AMH一般测不出。

（二）治疗

治疗原则：应缓解近期症状，并早期发现、有效预防骨质疏松症、动脉硬化等老年性疾病。

1.一般治疗

通过心理疏导，使女性了解绝经过渡期的生理过程，并以乐观的心态相适应。必要时选用适量镇静药以助睡眠，如睡前服用艾司唑仑2.5mg。谷维素有助于调节自主神经功能，口服20mg/次，3次/日。鼓励建立健康的生活方式：坚持身体锻炼，健康饮食，增加日晒时间，摄入足量蛋白质及含钙的丰富食物，预防骨质疏松。

2. 激素补充治疗（HRT）

有适应证且无禁忌证时选用。HRT是针对绝经相关健康问题而采取的一种医疗措施，可有效缓解绝经相关症状，从而改善生活质量。

（1）适应证

①绝经相关症状：潮热、盗汗、睡眠障碍、疲倦、情绪障碍，如易激动、烦躁、焦虑、紧张或情绪低落等。

②泌尿生殖道萎缩相关的问题：阴道干涩、疼痛、排尿困难、性交痛、反复发作阴道炎、反复泌尿系统感染、夜尿多、尿频和尿急。

③低骨量及骨质疏松症：有骨质疏松症的高危因素及绝经后期骨质疏松症。

（2）禁忌证：已知或可疑妊娠、原因不明的阴道流血、已知或可疑患有乳腺癌、已知或可疑患有性激素依赖性恶性肿瘤、最近6个月内患有活动性静脉或动脉血栓栓塞性疾病、严重肝肾功能障碍。

（3）慎用情况：慎用情况并非禁忌证，但在应用前和应用过程中，应该咨询相关专业的医师，以确定应用的时机和方式，并采取比常规随诊更为严密的措施，监测病情的进展。慎用情况：子宫肌瘤、子宫内膜异位症、子宫内膜增生史、尚未控制的糖尿病及严重高血压、有血栓形成倾向、胆囊疾病、癫痫、偏头痛、哮喘、高催乳素血症、系统性红斑狼疮、乳腺良性疾病、乳腺癌家族史，及已完全缓解的部分性激素依赖性妇科恶性肿瘤如子宫内膜癌、卵巢上皮性癌等。

（4）制剂及剂量选择：主要药物为雌激素，辅以孕激素。单用雌激素治疗仅适用于子宫已切除者；单用孕激素治疗适用于绝经过渡期功能失调性子宫出血者。剂量和用药方案应个体化，以最小剂量且有效为佳。

①雌激素制剂：应用雌激素原则上应选择天然制剂。常用雌激素有①戊酸雌二醇：口服，0.5~2mg/日。②结合雌激素：口服，0.3~0.625mg/日。每两周服1~2mg。

②组织选择性雌激素活性调节剂：替勃龙，口服，1.25~2.5mg/日。

③孕激素制剂：常用甲羟孕酮，口服，2~6mg/日，近年来倾向于选用天然孕激素制剂，如微粒化孕酮，口服，100~300mg/日。

3. 非激素类药物

（1）选择性5-羟色胺再摄取抑制剂：盐酸帕罗西汀20mg，1次/日，早晨口服，可有效改善血管舒缩症状及精神神经症状。

（2）钙剂：氨基酸螯合钙胶囊口服1粒（含1g)/日，可减缓骨质丢失。

（3）维生素D：适用于围绝经期妇女缺少户外活动

者，口服，400~500U/日，与钙剂合用有利于钙的吸收。

（三）诊疗过程

绝经综合征的辨证要点主要包括四个方面：首先，患者发病年龄多在40~55岁，并注意询问发病前有无工作、生活的特殊改变，有无精神创伤及双侧卵巢切除或放射史。其次，本病的临床表现为月经紊乱或绝经的同时，出现血管收缩症状、精神症状及泌尿生殖道萎缩症状。第三，妇科检查可见内外生殖器官不同程度的萎缩，以及宫颈及阴道分泌物的减少。最后，实验室检查显示血清FSH水平增高，E_2水平下降。

本病的治疗目的在于缓解近期的症状，早期发现，并有效地预防骨质疏松症、动脉硬化等老年性疾病，可采用中西医药物治疗。首先我们应给予患者精神安慰，消除其顾虑，调整其心态，鼓励其加强锻炼，增加日晒时间。必要时给予镇静药物以助睡眠，同时调节自主神经功能。在饮食方面应摄入足量的蛋白质及含钙丰富的食物，以预防骨质疏松。中医的治疗以调补肾之阴阳为主，根据兼夹症状选择阴阳双补、滋养肝肾、平肝潜阳、养血疏肝、交通心肾等治疗方法。西医的治疗则以性激素补充疗法为主，同时选用一些非激素类药物，对血管收缩症状及精神、神经症状进行缓解，并补充钙剂和维生素D等，可有效地预防骨质疏松。

经 行 头 晕

  本病是以头晕目眩、视物昏花为主的病症，并随着月经周期发作，称为"经行眩晕"，亦称为"经行头晕"。《陈素庵妇科补解·调经门》中记载："足太阴脾生血、统血，经行血去则脾虚，脾虚则脏腑皆失所养。头为诸阳之会，阳气下陷而不升故头重，五脏之精华皆注于目，白属肺，黑属肝，眼胞属脾，神水属肾，锐眦属心。脾虚则水谷不能运化，诸经无以秉藉，是以目暗而无光也。"

  王氏认为本病病机主要为精血衰少或痰浊上扰。精血衰少，经行之后，精更虚，头脑清窍失养；或痰浊之邪，上扰清窍。常见的病因有：气血虚弱、阴虚阳亢、痰浊上扰。

  王氏辨经行头晕的要点是：辨虚实。虚者，多于经期或经后头晕目眩；实者，头晕目眩多于经前或经期出现，经后逐渐缓解。治疗以调理肝脾为原则。西医学的经前期综合征出现眩晕者，可参照本病进行治疗。

一、辨证论治

1.气血虚弱证

主要证候：经期或经后出现头晕目眩；月经量少，色淡质稀，少腹绵绵作痛；神疲乏力，心悸怔忡。舌质淡，苔薄白，脉细弱。治宜益气养血，调经止晕。方用归脾汤加熟地黄、制何首乌、枸杞子。

2.痰浊上扰证

主要证候：经前或经期出现头晕目眩；平日带下量多，色白质黏；月经量少，色淡；胸闷泛恶，纳呆腹胀，大便不爽。舌淡胖，苔白厚腻，脉濡滑。治宜燥湿化痰，息风止晕。方用半夏白术天麻汤加胆南星、白蒺藜。

3.阴虚阳亢证

主要证候：经前或经期出现头晕目眩；月经量少，色鲜红；心烦易怒，腰膝酸软，咽干口燥，颧红，大便干结。舌红，苔少，脉弦细数。治宜滋阴潜阳，息风止晕。方用天麻钩藤饮。

二、临床医案

【医案一】

杨某，女，33岁，2018年12月31日初诊。

患者经行头晕两年余，平素月经3~4天/28~30天，末次月经2018年12月28日，量少，色鲜红，有血块，伴有头晕、胸胀，痛经，无腰困。刻下：白带量少，口干，易上火，纳眠可，大便黏腻；舌边尖红，苔薄白，脉细滑数。

中医诊断：经行头晕（阴虚阳亢证）。

西医诊断：经前期综合征。

治法：滋阴潜阳，息风止晕。

方药：当归25g，白芍25g，柴胡6g，茯苓12g，白术12g，甘草5g，生姜3片，薄荷6g，菊花15g，白芷12g，半夏9g，天麻6g，石菖蒲6g。

7剂，水煎服，日1剂，早晚两次分服。

二诊：2019年1月6日。患者白带量较前增多，头晕、腹痛较用药前略有好转，口干缓解，大便好转。

方药：半夏9g，白术18g，天麻6g，茯苓6g，陈皮6g，甘草3g，生姜1片，大枣2枚。

7剂，水煎服，日1剂，早晚两次分服。

三诊：2019年1月13日。患者仍感口干，自觉情绪不稳定，易上火，舌红，少苔，脉细数、稍弦。

方药：牡丹皮8g，焦栀子8g，当归20g，白芍20g，柴胡6g，茯苓12g，白术15g，甘草5g，薄荷6g，陈皮9g，益母草15g。

7剂，水煎服，日1剂，早晚两次分服。

四诊：2019年1月27日。末次月经1月26日，量较前增多，色暗，有血块，头晕较前好转，但仍有，经期易上火，舌边红，有齿痕，苔薄白，脉细滑数。

方药：半夏15g，白术12g，天麻10g，白芷10g，菊花15g，丹参15g，牡丹皮12g，茯苓12g，钩藤18g，甘草5g，桔梗10g，石决明15g，车前子12g，炒薏苡仁20g。

14剂，水煎服，日1剂，早晚两次分服。

如此调理3个月经周期，患者经行头晕消失，月经、带下量色正常，后随访未再复发。

【按语】《素问·至真要大论》曰："诸风掉眩，皆属于肝。"肾阴虚于下，肝阳浮于上，经行气血下注，冲气偏旺，冲气夹风阳上逆，上扰清窍，故头晕。本患者月经、带下量少，经行头晕、胸胀、口干、易上火，大便黏腻；舌边尖红，苔薄白，脉细滑数。辨证属肝郁血虚、脾虚痰湿证。故以逍遥散合半夏白术天麻汤为基础方，加菊花清热平肝、清利头目；白芷、石菖蒲开窍豁痰燥湿。共奏疏肝健脾、化痰息风之功。

二诊时前方奏效，效不更方，继用半夏白术天麻汤巩固疗效。三诊时患者口干，情绪不稳，易上火，舌红少苔，脉弦细数，为肝郁化火之证，更方丹栀逍遥散清热泻火，疏肝解郁。四诊时患者正值经期，尚有头晕，经色暗，有血块，易上火，舌边红，有齿痕，辨证属肝郁脾虚、风痰夹瘀证，故予半夏、白术、白芷燥湿化痰息风；天麻、钩藤、石决明、菊花清热平肝息风；丹参、牡丹皮清热凉血，活血祛瘀；车前子、炒薏苡仁燥湿利水；桔梗引药上行；甘草调和诸药。

【医案二】

安某，女，17岁，2018年2月12日初诊。

每于经期或经后，即头晕目眩，患者既往月经规律，12岁月经初潮，6天/28～29天，末次月经2018年2月2日。月经量少，色淡，质稀，伴腰困，伴经期少腹痛，无血块，无经期胸胀。平素体质弱，近一年因学习压力大，每逢经期或经期前后，即出现头晕目眩，不能自持，严重影响日常生活。刻下症见：面色苍白，精神倦怠，少气懒言，心悸，夜间失眠，食少纳呆，舌淡苔薄，脉细弱。血常规示：血红蛋白76g/L。

中医诊断：经行眩晕（气血虚弱证）。

西医诊断：经前期综合征。

治法：益气养血，调经止晕。

方药：党参30g，炒白术30g，炙黄芪20g，龙眼肉20g，茯神15g，当归15g，远志12g，酸枣仁15g，木香12g，炙甘草9g，生姜3片，大枣5枚，神曲15g，炒麦芽15g，陈皮8g。

7剂，水煎服，日1剂，早晚两次分服。

二诊：2018年2月20日。患者自述精神较前好转，心悸有缓解，失眠略有好转，食欲差，舌淡，苔薄白，脉细弱。初诊方加鸡内金15g，陈皮改为15g，再进7剂。

三诊：2018年2月28日。患者述精神明显好转，心悸较上次改善，失眠明显好转，食欲明显改善，临近经期，但没有感觉头晕，不胜欣喜，察其面色较前红润，舌淡，苔薄白，脉沉细。二诊方不变，再进7剂。

四诊：2018年3月9日。患者于3月1日月经来潮，此次未有经期前后头晕，所有症状均较前明显改善，舌淡，苔薄白，脉沉细。遂用八珍汤10剂善后。

【按语】本例患者为高三学生，本身体质偏气血不足，又处于人生重要阶段，精神压力较大，肝失疏泄，木胜乘土，兼生活作息不规律，饮食结构较单一，生化之源受损，以致精血亏虚，经期气血下注，气血更虚，脑络清窍失养，遂致眩晕发作。故针对此类青春期女性，立法方药当以调补气血为要，气血充足，则脑络得养，调经而定眩，可以四君子汤为基本方，根据患者具体的临床表现进行药味加减，但方中不宜全为补益药，需配以陈皮、炒麦芽、木香等理气药，以防过补致生滋腻，而生他邪。

【医案三】

曹某，女，36岁，2018年4月23日初诊。

每逢经前经后，即感头重眩晕，患者既往月经规律，12岁月经初潮，6天/27～28天，末次月经4月16日。经量少，色淡，伴经期胸胀，无腰困，无血块。近一年无明显原因出现经前或经后眩晕，伴头重。刻下症见：胸闷，纳呆腹胀，白带量多，色白，质黏，大便不爽，睡眠可，舌淡胖，苔厚腻，脉濡滑。

中医诊断：经行眩晕（痰浊上扰证）。

西医诊断：经前期综合征。

治法：燥湿化痰，息风止晕。

方药：法半夏10g，麸炒白术20g，天麻15g，陈皮12g，茯苓15g，蔓荆子12g，炙甘草6g，枳壳15g，生姜3片，大枣5枚。

7剂，水煎服，日1剂，早晚两次分服。

二诊：2018年5月6日。患者述仍然胸闷，白带量稍有减少，但仍多，大便仍溏，黏腻不爽，纳呆改善，舌淡胖，苔厚腻，脉滑。初诊方加熟大黄9g，再进7剂。

三诊：2018年5月14日。患者于2018年5月12日月经来潮，经前仍感头晕，头困重，但较之前明显减轻，胸闷减轻，大便较前增多，黏腻，纳呆、腹胀减轻，白带量较前明显减少，色白，无异味，舌淡稍胖，苔白略厚，脉滑数。二诊方不变，再进7剂。

四诊：2018年5月22日。患者述胸闷明显好转，纳呆腹胀明显好转，大便成形，质软，一日一行，白带量正常，色白，质稍黏，无异味，舌淡，苔薄白，脉沉略滑。三诊方去熟大黄，再进7剂以巩固疗效。

【按语】传统医学并无经前期综合征（PMS）这个病名，在各个典籍中可散见与此病表现相关的论述，根据其临床表现可归属于中医的"经行情志异常""经行发热""经行头痛""经前眩晕"等病。多数医家从肝肾论治，宋代《陈素庵妇科补解·调经门》认为是血虚发热，阳气下陷，故头重；精血少，故目暗也。经前眩晕以经行头晕目眩，视物昏花，伴随月经周期而发作为临床特征，多与肾虚、血虚的月经后期、月经量少等病兼见。妇人以血为用，王氏认为PMS的发病机制与肝脏密切相关，更涉及脾、肾、心多脏，以肝失疏泄、气机郁滞为病机之本，病久传变，以多脏同病为病机之标。本病治疗时以半夏天麻白术汤为基础方，获效颇丰。

第二节　带下病

带下量明显增多或减少，色、质、气味发生异常，或伴全身、局部症状者称为带下病。带下有广义和狭义之分，本篇所讲述的为狭义带下的异常，即女性前阴中的分泌物异常，包括带下过多、带下过少。各种阴道炎、宫颈炎、盆腔炎性疾病均可引起带下过多。而带下过少与脏腑功能衰退有关，其中血少精亏、肝肾亏虚、阴液不充、任脉失养是导致带下过多的主要原因。如若发生卵巢功能衰退、手术切除卵巢、严重的卵巢炎、席汉氏综合征或长期服用某些药物引起的雌激素水平低落，均可导致带下过少。

正常女子自青春期开始，肾气充盛，任脉通调，带脉健固，阴道内即有少量白色或无色透明无臭的黏性液体，以润泽阴户，防御外邪，此为生理性带下。《沈氏女科辑要笺正·卷上》引王孟英之说："带下，女子生而即有，津津常润，本非病也。"至于经间期，氤氲之时，阳生阴长，冲任气血正盛，带下量也可稍有增加，像月经一样有周期性改变。另外，妊娠期血聚冲任以养胎元，带下量可稍有增多，如雾露之溉，润泽丰厚。经间期、妊娠期白带量增多是正常的生理现象，不必过于担心。

王氏认为，带下病首先责之于湿邪，关乎肝、脾、肾。带下过多者，一是饮食不节或起居无常或忧思气结，导致脾肾两脏受损，脾肾功能失常，体内水湿不化，下注冲任，损及任带二脉，以致带下过多；二是感受湿热、湿毒，损伤脏腑，水湿不化，下连冲任，湿热下注，以致带下过多。带下过少者，首先是肾阴亏损，任带阴精津液不足，难以濡润前阴空窍；其次，与不通有关，各种原因导致体内成瘀，瘀阻任带，阴精津液不能运达阴股，濡润前阴孔窍。因而王氏在治疗带下病时遵循脾宜健、肾宜补的原则，带下过多者宜健脾补肾、温阳化湿或清热除湿。带下过少者，宜补肾填精或行气化瘀、养血生津。

在临床上带下病是妇科中仅次于月经病的常见病和多发病，常合并月经不调、阴痒、阴痛、不孕、癥瘕等。带下病首先要明辨带下量的多少，以及色、质、气味的异常；其次，要明辨阴道、前阴局部有无坠胀、痒、痛诸症；而后，明辨脏腑气血，寒热虚实，以明确具体证型，明确治疗原则。

带下过多

　　带下过多是指带下的量明显增多，或是颜色、质地、气味异常或伴有局部及全身症状者。亦可称为"白沃""下白沥""下白物"等。

　　本病始见于《黄帝内经》。《素问·骨空论》曰："任脉为病……女子带下瘕聚。"汉代张仲景于《金匮要略·妇人杂病脉证并治》中最早记载经、带合病："妇人经水闭不利……下白物，矾石丸主之。"隋代《诸病源候论·妇人杂病诸候》中明确提出"带下病"之名，并分"带五色俱下候"。刘完素在《素问玄机原病式·附带下》中记载："故下部任脉湿热甚者，津液涌溢，而为带下也。"朱丹溪则认为带下过多与痰湿有关，主张以燥湿为先，佐以升提。明代万全于《万氏妇人科》中指出带下过多与白浊、白淫的鉴别。《女科撮要》认为应用健脾升阳止带的方法治疗由于脾胃亏损、阳气下陷所致的带下过多。《景岳全书·妇人规·带浊梦遗类》则强调"心旌摇""多欲之滑""房室之逆""虚寒不固"等伤肾而致的带下过多，治法除药物之外，尚宜节欲。清代《傅青主女科·带下》中载有"带下俱是湿症"，并将带下病列为该书首卷，分别论述白、青、黄、赤、黑五色带下的病机、证象、治法，其所创制的完带汤、易黄汤、清肝止淋汤至今仍为临床所沿用。

带下病系湿邪为患。王氏认为脾肾功能是发病的内在条件，感受湿热、湿毒之邪是重要的外在因素，任脉损伤，带脉失约是带下病的核心机制。带下病是妇科领域中仅次于月经病的常见病，如带下过多，临证时需要结合必要的妇科检查及防癌排查，以免贻误病情。带下过多的治则以健脾、升阳、除湿为主，辅以疏肝固肾；同时湿浊可以从阳化热而成湿热，也可以从阴化寒而成寒湿，所以要佐以清热除湿、清热解毒、散寒除湿等法。

一、辨证论治

1. 脾阳虚证

主要证候：带下量多，色白或淡黄，质稀薄，无臭气，绵绵不断，神疲倦怠，四肢不温，纳少便溏，两足浮肿，面色白。舌质淡，苔白腻，脉缓弱。治宜健脾益气，升阳除湿。方用升阳化湿汤。

2. 肾阳虚证

主要证候：带下量多，色白清稀，稀薄如水，淋漓不断，头晕耳鸣，腰痛如折，畏寒肢冷，小腹冷感，小便频数，夜间尤甚，大便稀溏，面色晦暗；舌淡润，苔薄白，脉沉迟而弱。治宜温补肾阳，涩精止带。方用固精丸。

3. 湿热下注证

主要证候：带下量多，色黄或呈脓性，质黏稠，有臭气，或带下色白质黏，呈豆腐渣样，外阴瘙痒；小腹作痛，口苦口腻，胸闷纳呆，小便短赤；舌红，苔黄腻，脉滑数。治宜清热利湿，佐以解毒杀虫。方用止带方。

若肝经湿热下注，症见带下量多，色黄或黄绿，质黏稠，或呈气泡状，有臭气，阴痒；烦躁易怒，口苦咽干，头晕头痛；舌边红，苔黄腻，脉弦滑。治宜清肝利湿止带。方用龙胆泻肝汤。

若湿浊偏盛，症见带下量多，色白，呈豆腐渣状或凝乳状，阴部瘙痒；脘闷纳差，舌红，苔黄腻，脉滑数。治宜清热利湿，疏风化浊。方用萆薢渗湿汤加苍术、藿香。

4. 阴虚夹湿证

主要证候：带下量多，色黄或赤白相间，质稠，有异味，阴部有灼热感或阴部瘙痒；腰膝酸软，头晕耳鸣，五心烦热，咽干口燥，或烘热汗出，失眠多梦；舌质红，苔少或黄腻，脉细数。治宜滋肾益阴，清热利湿。方用知柏地黄汤。

5. 湿毒蕴结证

主要证候：带下量多，色黄如脓，或赤白相间，或五色杂陈；质黏腻，臭秽难闻；小腹疼痛，腰骶酸痛，口苦咽干，小便短赤，大便干结，烦热头晕；舌红，苔黄或黄腻，脉滑数。治宜清热解毒。方用五味消毒饮。

二、外治法

1. 坐浴法

蛇床子散：蛇床子、川椒、明矾、苦参、百部各15g，煎汤趁热先熏后坐浴，一日一次，7日为一个疗程。外阴破溃者，则去川椒，亦可选中成药洗液外洗。

2. 阴道纳药法

根据不同的情况选择甲硝唑、硝酸咪康唑栓、保妇康栓、苦参凝胶等阴道纳药治疗。双料喉风散、珍珠层粉等适用于宫颈糜烂及老年性阴道炎。

3. 热熨法

火熨、电灼、激光等，使病变组织凝固、坏死、脱落、修复、愈合，从而达到治疗目的，适用于宫颈糜烂者，术后禁房事两个月。

外治时，配合内服中药以清热祛湿、止血生肌，可促进创面的有效恢复。

三、临床医案

【医案一】

冯某，女，47岁，2021年10月25日初诊。

患者无明显诱因出现外阴瘙痒，伴分泌物增多1月余，犹如月经来潮，内裤湿透，色白，质稀薄，无异味。口服消炎药后症状无改善，后自购妇炎洁冲洗液清洗，效果不明显。患者平素易感冒，易感全身乏力，腰困，手足不温，纳差，眠可，大便稀，小便可。舌淡红，苔白腻，脉沉弱。

中医诊断：带下过多（脾肾阳虚证）。

西医诊断：阴道炎。

治法：健脾补肾，温阳化湿。

方药：党参12g，白术12g，茯苓10g，杜仲10g，续断9g，山药20g，薏苡仁12g，黄柏9g，泽泻9g，苍术5g，紫河车3g，鹿角胶（烊化）3g。

7剂，水煎服，日1剂，早晚两次分服。

二诊：2021年11月3日。患者自诉外阴瘙痒症状消失，带下量较上次有所减少，色白，仍然有腰困，要求巩固治疗，宗初诊方加龙骨、牡蛎各10g。

后随访，患者已无不适症状。

【按语】带下病属带脉为病，《傅青主女科》认为带下俱是湿症。而以"带"名者，因带脉不能约束，而有此病，故以名之。带下病首先责之于湿，治疗当以温化为主。此患者47岁，年龄接近《黄帝内经》中提到的七七，"任脉虚，太冲脉衰少，天癸竭，地道不通，故形坏而无子也。"肾为先天之本，肾气衰竭，各脏腑的功能也随之减弱。故在治疗带下过多时，除了利湿外，还需补肾涩精。阳虚者配以鹿角胶、怀牛膝等；精枯者配以阿胶、元参等；中气虚弱者也可引用补中益气汤。

【医案二】

吴某，女，32岁，2018年6月12日初诊。

带下量多且黄，患者既往月经规律，12岁月经初潮，6天/28～30天，末次月经2018年6月6日。月经量较多，色深红，质黏稠，伴少量血块，伴经期小腹痛、胸胀，不伴经期腰困。近半年无明显诱因出现带下量多，色黄，气味臭秽，外阴瘙痒且阴中灼热。刻下症见：全身困重乏力，胸闷纳呆，口苦口腻，小便黄且少，大便黏腻不爽，一日一行，舌质红，舌苔黄腻，脉滑数。

中医诊断：带下过多（湿热下注证）。

西医诊断：阴道炎。

治法：清热利湿止带。

方药：猪苓15g，茯苓15g，车前子12g，泽泻12g，茵陈15g，赤芍15g，牡丹皮12g，黄柏12g，焦栀子9g，川牛膝20g。

7剂，水煎服，日1剂，早晚两次分服。

二诊：2018年6月20日。患者述带下量稍有减少，色黄，有异味，外阴瘙痒及阴中灼热减轻，全身困重及胸闷有所减轻，口苦口腻依旧，小便量明显增多，大便依旧黏腻难解。初诊方加熟大黄12g，再进7剂。

三诊：2018年6月30日。患者述带下量明显减少，但仍多，稍有异味，质稍稠，外阴瘙痒及阴中灼热明显减轻，自觉身子较前轻便不少，口苦口腻大大好转，小便量多，服药前四天大便量多且黏腻，服药后三天觉大便清爽许多，质软，成形。二诊方不变，再进7剂。

四诊：2018年7月9日。患者于2018年7月4日月经来潮，月经量正常，色深红，经期小腹痛与胸胀明显减轻，带下量正常，色稍黄，无异味，无外阴瘙痒与阴中灼热，小便量稍多，大便正常，一日一行，舌淡，苔薄黄，脉滑。三诊方去熟大黄，再进7剂以巩固疗效。

【按语】"夫黄带乃任脉之湿热也"。带下病一般是由于脾失运化，水湿内蕴，湿郁化热，侵及下焦，损及任带所致。本案患者属典型的湿热下注证，湿热熏蒸，则见胸闷，口苦口腻；湿热内阻中焦，脾失于运化，清阳不升，则见全身困重乏力；湿热蕴结，瘀阻胞脉，则小腹痛；湿热下注膀胱，则见小便黄且少；湿邪黏滞，阻滞肠腑，可见大便黏腻。舌脉也为湿热之征。故用止带汤以清热利湿止带。方中猪苓、茯苓、车前子、泽泻利水渗湿止带；赤芍、牡丹皮清热，凉血活血；黄柏、焦栀子、茵陈泻火解毒，燥湿止带；其中黄柏专清肾中之火，肾与任脉相通以相济，解肾中之火，任脉之火也随之而解，黄带之疾自愈；川牛膝利水通淋，引诸药下行，使热清湿除带自止。

【医案三】

李某，女，44岁，2018年7月26日初诊。

带下量多，患者既往月经尚规律，14岁月经初潮，7天/25～27天，末次月经2018年7月6日。月经量较多，质稍稠，色红，伴经期腰困，不伴血块，不伴经期胸胀及腹痛。患者平素体质虚弱，近4个月无明显诱因出现白带量多，质稍稠，色黄或赤白相间，有臭味，阴部瘙痒。刻下症见：手脚心热，心烦，失眠多梦，夜间入睡难，咽干口燥，头晕耳鸣，腰酸腿软，舌质红，苔薄黄，脉细数。

中医诊断：带下过多（阴虚夹湿证）。

西医诊断：阴道炎。

治法：滋阴益肾，清热祛湿。

方药：知母15g，黄柏12g，熟地黄18g，山药20g，山茱萸15g，泽泻15g，牡丹皮12g，茯苓15g，芡实15g，金樱子12g，酸枣仁15g。

7剂，水煎服，日1剂，早晚两次分服。

二诊：2018年8月4日。患者于2018年8月2日月经来潮，述白带量有减少，但仍多，色黄，有臭味，月经量略多，色深红，伴腰困，夜间入睡难稍有改善，咽干，口仍渴，舌质红，苔薄黄。初诊方加生龙骨20g、生牡蛎20g、麦冬15g，再进7剂。

三诊：2018年8月13日。患者述手脚心热的症状明显改善，白带量较前明显减少，色稍黄，稍有异味，外阴瘙痒明显减轻，失眠多梦明显改善，口不渴，腰酸腿软有改善，舌稍红，苔薄白，脉沉细。二诊方不变，再进7剂。

四诊：2018年8月21日。患者述所有症状均明显改善，只是睡眠仍不太好，夜间易醒，腰酸腿软仍有，白带量适中，色白，质清，无异味，无瘙痒，舌淡，苔薄白，脉沉，应指有力。二诊方去金樱子、芡实，再进7剂以善后。

【按语】妇女以血为用，血属阴。《素问·上古天真论》中指出："女子七七，任脉虚，太冲脉衰少，天癸竭……"该患者年龄44岁，处于围绝经期，阴精衰少。围绝经期妇女因体内性激素水平下降，局部抵抗力下降，白带出现异常情况。因而在治疗时使用山药、山茱萸、熟地黄、知母、芡实等补肾药滋补肾阴，现代医学认为其有调节内分泌的作用；山药、芡实专补任脉之虚，又能利水；黄柏专清肾中之火；金樱子涩精止带。攻补兼施，效果显著。后续方中加咸寒之生龙骨、生牡蛎可以镇摄浮阳，抑制虚热以改善阴虚之症状。

【医案四】

胡某，女，21岁，2018年5月22日初诊。

带下量多，患者既往月经规律，13岁月经来潮，5天/26～28天，末次月经2018年5月16日。月经量多，质黏稠，色深红，伴经期小腹胀痛，不伴经期胸胀、腰酸，不伴血块。近半年因失恋，过食肥甘厚味，作息、饮食不规律，出现带下量多，色黄绿如脓。刻下症见：白带质黏稠，臭秽难闻，小腹胀痛，烦热头昏，口苦咽干，小便短赤，大便干结难下，一周一行，舌质红，脉滑数。

中医诊断：带下过多（湿毒蕴结证）。

西医诊断：阴道炎。

治法：清热解毒，利湿止带。

方药：蒲公英15g，金银花18g，野菊花15g，紫花地丁12g，天葵子12g，熟大黄9g，枳实15g，茯苓15g，黄柏9g，薏苡仁30g，茵陈12g。

7剂，水煎服，日1剂，早晚两次分服。

二诊：2018年5月30日。患者诉小腹胀痛有缓解，烦热头昏有改善，大便量增多，二三日一行，但仍干，白带量较前稍有减少，色黄，有臭味，但不重，质黏稠，舌质红，脉滑数。初诊方加麻子仁20g，再进7剂。

三诊：2018年6月8日。患者诉小腹胀痛明显缓解，烦热头昏较上次无明显改善，大便量多，稀溏，多黏性物质，腥臭难闻，白带量明显减少，色黄，稍有异味，质稍稠，舌质红，脉滑略数。二诊方加炒白术30g，再进7剂。

四诊：2018年6月15日。患者于2018年6月13日月经来潮，月经量正常，色暗红，质稍稠，不伴经期腰酸、胸胀，伴经期小腹痛，伴少量褐色血块，白带量较前明显减少，色稍黄，质稍黏，无异味，不痒，大便量较上次有减少，两日一行，质软，成形，舌淡，苔薄黄，脉沉滑。三诊方去熟大黄、黄柏、茵陈，炒白术用量减半，嘱患者月经停后两天再服药，再进7剂。

五诊：2018年6月29日。患者述白带量转为正常，色白，质稍黏，无异味，小腹胀痛明显好转，无烦热头昏，二便调，大便一日一行，舌淡，苔薄白，脉沉略滑。停四诊方，用二陈汤加党参15g、神曲15g，再进7剂以善后。

【按语】带下病是在妇科领域仅次于月经病的常见病。《傅青主女科》有言："带下俱是湿症。"由此可见，湿邪为患是带下过多的关键病机，脾肾功能失常是发病的内在条件，感受湿热、湿毒之邪是重要的外在因素。该患者平素生活起居较不规律，脾的功能失常，饮食习惯上偏肥甘厚味之品，肥甘之品易生痰热，加重了脾的运化功能失常，日久湿热蕴结成毒，损伤冲任带，约束无力，而致带下病。故引用五味消毒饮，方中蒲公英、金银花、野菊花、紫地花丁、天葵子以清热解毒；黄柏、茵陈泻火解毒，燥湿止带；茯苓利水渗湿止带；熟大黄清热泻下攻积；枳实行脾胃之气，健运脾土。此外，此类患者在病痊愈之后应当改变生活习惯，畅情志，戒辛辣刺激或肥甘厚味之物，以调养脾土，防止疾病复发。

附1：滴虫性阴道炎

滴虫性阴道炎指由阴道毛滴虫引起的常见阴道炎症，也是常见的性传播疾病。主要传播方式：性交。

（一）诊断要点

1.临床表现

潜伏期为4~28日。

（1）5%~50%患者感染初期无症状。

（2）主要症状：阴道分泌物增多及外阴瘙痒，间或出现灼热、疼痛、性交痛等。分泌物典型特点：稀薄脓性、泡沫状、有异味。分泌物为灰黄色、黄白色且呈脓性是因其中含有大量白细胞，若合并其他感染则呈黄绿色；呈泡沫状、有异味是滴虫无氧酵解碳水化合物，产生腐臭气体所致。瘙痒部位主要为阴道口及外阴。

（3）若合并尿道感染，可有尿频、尿痛的症状，有时可有血尿。检查见阴道黏膜充血，严重者有散在出血点，甚至宫颈有出血斑点，形成"草莓样"宫颈；部分无症状感染者阴道黏膜无异常改变。

2. 诊断

根据典型临床表现容易诊断，阴道分泌物中找到滴虫即可确诊。

（二）治疗

治疗思路：全身用药与局部用药相结合，夫妇双方同时治疗。

1. 全身用药

初次治疗可选择甲硝唑400mg/次，2次/日，连服7日。口服药物的治愈率达90%~95%。

2. 性伴侣的治疗

滴虫性阴道炎主要由性行为传播，性伴侣应同时进行治疗，并告知患者及性伴侣治愈前应避免无保护性行为。

3. 随访及治疗失败的处理

由于滴虫性阴道炎患者再感染率很高，最初感染3个月内需要追踪、复查。若治疗失败，可重复应用甲硝唑400mg/次，2次/日，连服7日。对再次治疗失败者，可给予甲硝唑2g/次，1次/日，连服5日。为避免重复感染，对密切接触的用品如内裤、毛巾等建议高温消毒。

4. 妊娠期滴虫性阴道炎的治疗

妊娠期滴虫性阴道炎可导致胎膜早破、早产及低出生体重儿等不良妊娠结局。妊娠期治疗的目的：减轻患者症状。目前对甲硝唑治疗能否改善滴虫性阴道炎的不良妊娠结局尚无定论。治疗方案：甲硝唑400mg/次，2次/日，连服7日。甲硝唑虽可透过胎盘，但未发现妊娠期应用甲硝唑会增加胎儿畸形或机体细胞突变的风险。

附2：外阴阴道假丝酵母菌病（VVC）

外阴阴道假丝酵母菌病是由假丝酵母菌引起的常见外阴阴道炎，曾称：念珠菌性阴道炎。主要传播方式：内源性传染。

（一）诊断要点

1. 临床表现

（1）主要表现：外阴阴道瘙痒、阴道分泌物增多。瘙痒症状明显，持续时间长，严重者坐立不安，夜晚更甚。

（2）其他表现：部分患者出现外阴部灼热痛、性交痛及排尿痛。尿痛机制：排尿时尿液刺激水肿的外阴所致。

（3）阴道分泌物特征：白色稠厚，呈凝乳状或豆腐渣样。

（4）妇科检查：见外阴红斑、水肿，可伴有抓痕，严重者可见皮肤皲裂、表皮脱落。阴道黏膜红肿、小阴唇内侧及阴道黏膜附有白色块状物，擦除后露出红肿黏膜面，急性期还可见到糜烂及浅表溃疡。

2.诊断

对有阴道炎症症状或体征的女性，若在阴道分泌物中找到假丝酵母菌的芽生孢子或假菌丝即可确诊。

（二）治疗

治疗思路：消除诱因，根据患者情况选择局部或全身抗真菌药物，以局部用药为主。

1.消除诱因

及时停用广谱抗生素、雌激素等药物，积极治疗糖尿病。患者应勤换内裤，用过的毛巾等生活用品用开水烫洗。

2.单纯性VVC治疗方法

单纯性VVC常采用唑类抗真菌药物。

（1）局部用药：可选用下列药物放置于阴道深部。①克霉唑制剂，1粒（500mg），单次用药；或1粒（150mg）/晚，连用7日。②咪康唑制剂，1粒（200mg）/晚，连用7日；或

1粒（400mg）/晚，连用3日；或1粒（1200mg），单次用药。③制霉菌素制剂，1粒（10万U）/晚，连用10~14日。

（2）全身用药：对未婚妇女及不宜采用局部用药者，可选用口服药物。常用药物：氟康唑150mg，顿服。

3. 复杂性VVC治疗方法

（1）重度VVC：在单纯性VVC治疗的基础上多一个疗程的治疗时间。①若为口服或局部用药一日疗法的方案，则在72小时后加用1次；②若为局部用药3~7日的方案，则延长为7~14日。

（2）复发性外阴阴道假丝酵母菌病（RVVC）：1年内有症状并经真菌学证实的VVC发作4次或以上，称为RVVC。抗真菌治疗方案分为强化与巩固治疗，根据培养和药物敏感试验选择药物。在强化治疗达到真菌学治愈后，给予巩固治疗半年。强化治疗方案：在单纯性VVC治疗的基础上延长1~2个疗程的治疗时间。巩固治疗方案：可口服氟康唑150mg，1次/周，连续6个月；也可根据复发规律，每个月给予1个疗程局部用药，连续6个月。

（3）妊娠期VVC：以局部用药为主，以小剂量、长疗程为佳，禁用口服唑类抗真菌药物。

4. 注意事项

无须对性伴侣进行常规治疗。男性有龟头炎症者，需要进行假丝酵母菌检查及治疗，以预防女性重复感染。

5. 随访

在治疗结束的7~14日，建议追踪复查。

（1）若症状持续存在或治疗后复发，可在做真菌培养的同时行药敏试验。

（2）对RVVC患者，在巩固治疗的第3个月及第6个月时，建议进行真菌培养。

附3：细菌性阴道炎

细菌性阴道炎指阴道内正常菌群失调所致的以带有鱼腥臭味的稀薄阴道分泌物增多为主要表现的混合感染。

（一）诊断要点

1. 临床表现

（1）临床特点：带有鱼腥臭味的稀薄阴道分泌物增多，可伴有轻度外阴瘙痒或烧灼感，性交后症状加重。分泌物呈鱼腥臭味机制：厌氧菌产生的胺类物质（尸胺、腐胺、三甲胺）所致。

（2）10%~40%患者无临床症状。

（3）妇科检查：见阴道黏膜无明显充血等炎症表现。分泌物：灰白色、均匀一致、稀薄状，常粘附于阴道壁，容易从阴道壁拭去。

2. 诊断

主要采用Amsel临床诊断标准，下列4项中具备3项，即可诊断为细菌性阴道炎，多数认为线索细胞阳性为必备条件。

（1）线索细胞阳性。

（2）阴道分泌物：匀质、稀薄、灰白色，常粘附于阴道壁。

（3）阴部分泌物pH＞4。

（4）胺试验阳性。

（二）治疗

治疗思路：治疗选用抗厌氧菌药物，主要有甲硝唑、替硝唑、克林霉素。机制：甲硝唑可抑制厌氧菌生长而不影响乳酸杆菌生长，是较理想的治疗药物。

1. 全身用药

首选为甲硝唑400mg/次，口服，2次/日，共7日；其次为替硝唑2g/次，口服，1次/日，连服3日；或替硝唑1g/次，口服，1次/日，连服5日；或克林霉素300mg，口服，2次/日，连服7日。

2. 局部用药

甲硝唑制剂200mg/次，1次/晚，连用7日；或2%克林霉素软膏阴道涂抹，5g/次，1次/晚，连用7日。哺乳期以局部用药为宜。

附4：萎缩性阴道炎

萎缩性阴道炎指雌激素水平降低、局部抵抗力下降引起的以需氧菌感染为主的阴道炎症。常见于自然绝经或人工绝经后的妇女，也可见于产后闭经、接受药物假绝经治疗者。

（一）诊断要点

1.临床表现

（1）主要症状为外阴灼热不适、瘙痒，阴道分泌物稀薄，呈淡黄色。

（2）感染严重者阴道分泌物呈脓血性。

（3）可伴有性交痛。

（4）妇科检查：见阴道皱襞消失、萎缩、菲薄。阴道黏膜充血，有散在小出血点或点状出血斑，有时见浅表溃疡。

2.诊断

根据绝经、卵巢手术史、盆腔放射治疗史及临床表现，排除其他疾病，即可诊断。

（二）治疗

治疗原则：补充雌激素，增加阴道抵抗力；使用抗生素抑制细菌生长。

（1）补充雌激素：是针对病因的治疗，以增加阴道抵抗力。雌激素制剂可局部给药，也可全身给药。局部涂抹雌三醇软膏，1~2次/日，连用14日。口服替勃龙2.5mg/次，1次/日。

（2）抑制细菌生长：阴道局部应用抗生素，如诺氟沙星制剂，100mg/次，放于阴道深部，1次/日，7~10日为1个疗程。对阴道局部干涩明显者，可应用润滑剂。

附5：各类阴道炎特点和治疗

根据患者临床症状、分泌物特点、妇科检查情况及试验检查结果作出鉴别诊断（见表1）。

表1 各类阴道炎特点

一	滴虫性阴道炎	外阴阴道假丝酵母菌病	细菌性阴道病	萎缩性阴道炎
临床症状	分泌物增多，轻度瘙痒	重度瘙痒，有烧灼感	分泌物增多，无或轻度瘙痒	分泌物增多，阴痒，有烧灼感
分泌物特点	稀薄、脓性、呈泡沫状	白色，豆腐渣样	白色，均质，腥臭味	稀薄，淡黄脓血性
阴道黏膜	散在出血点	水肿，红斑	正常	充血，小出血点，浅表溃疡
阴道pH值	>5	<4.5	>4.5	增高近中性
胺试验	可为阳性	阴性	阳性	阴性

根据不同类型的阴道炎选择不同的治疗方法。

带 下 过 少

　　带下量过少，甚或全无，阴道干涩，伴有全身、局部症状者，称为带下过少。

　　带下过少的相关记载见于《证治准绳·女科》："带下久而枯涸者濡之。凡大补气血，皆所以濡之。"古籍记载甚少，今时本病较为多见，故列为专病论述。本病与西医学中的卵巢功能早衰、绝经后卵巢功能下降、手术切除卵巢后、盆腔放疗后、严重的卵巢炎及席汉氏综合征、长期服用某些药物抑制卵巢功能等导致雌激素水平低落而引起的阴道分泌物减少相类似。本病可影响妇女的生育和生活质量，甚至影响夫妻性生活的和谐及家庭稳定。

　　本病主要机理是阴精不足，不能润泽阴户。本病辨证不外虚、实二端，虚者肾阴亏损，常兼有头晕耳鸣，腰酸腿软，手热，烘热汗出，心烦少寐；实者血瘀津亏，常有小腹或少腹疼痛拒按，心烦易怒，乳房胀痛，或兼有寒热之象。

治疗重在补肾填精，佐以化瘀养血。

一、辨证论治

1. 肝肾亏损证

主要证候：带下量少，甚至全无，阴道干涩，性交涩痛，头晕耳鸣，腰酸腿软，手足心热，烘热汗出，心烦少寐；口燥咽干，月经错后，经量过少。舌红苔少，脉细。治宜补肾益阴，养血润燥。用左归丸加知母、紫河车、麦冬、肉苁蓉。

2. 血瘀津亏证

主要证候：带下量少，阴道干涩，性交疼痛，精神抑郁，烦躁易怒，小腹或少腹疼痛拒按，胸胁、乳房胀痛，经量过少或闭经。舌质紫暗，或舌边瘀斑，脉弦涩。治宜补血益精，活血化瘀。方用小营煎加牛膝、丹参、桃仁。

二、临床医案

【医案一】

冯某，女，57岁，2021年11月3日初诊。

患者已绝经6年，因外阴瘙痒，伴分泌物少两月余前来就诊，白带量少，外阴干涩，夫妻生活时感疼痛。咽痒，腰困，纳可，眠差，烦热多汗，易醒。大便偏干，三日一行，小便可。舌淡红，苔薄黄，脉细数。

中医诊断：带下过少（肝肾亏损证）。

西医诊断：萎缩性阴道炎。

治法：滋补肝肾，养精益血。

方药：①当归10g，熟地黄15g，白芍10g，麦冬10g，续断9g，山药20g，杜仲12g，菟丝子9g，枸杞子9g，紫河车4g。

7剂，水煎服，日1剂，早晚两次分服。

②土茯苓10g，蛇床子30g，黄柏12g，苦参25g，白鲜皮25g，地肤子10g。

5剂，水煎，外用冲洗后坐浴，每日1次。

二诊：患者白带量增多，干涩症状改善，大便偏干，外阴可见一大小约1cm×1cm肿物，按之疼痛。继宗初诊方①，7剂，水煎服，日1剂，早晚两次分服。

蛇床子35g，黄芩15g，龙胆草10g，苦参25g，白鲜皮15g。

5剂，水煎，外用冲洗后坐浴，每日1次。

后从其朋友口中得知其不适症状已治愈。

【按语】本例患者在现代医学属于因绝经期后卵巢功能衰退，雌激素水平降低，上皮细胞糖原减少，阴道内pH值升高，乳酸杆菌不再为优势杆菌，局部抵抗力降低而导致的萎缩性阴道炎。治疗可补充雌激素和使用抗生素抑制细菌生长。而在中医学上，该患者主要是由于年老肝肾功能亏损，阴液不足，不能渗入阴道所致。带下过少，有肝肾阴虚和血枯瘀阻之不同，但其根本是阴血不足，因此治疗重在滋补肝肾之阴精，佐以养血、化瘀等。治疗本病不可肆意攻伐，或过用辛温苦寒之品，以免耗津伤阴，犯虚虚之戒。

第三节 妊娠病

不 孕

　　不孕症：女子婚后有正常性生活1年以上，未行避孕而不孕者；或者曾孕育过，未避孕又1年以上未再受孕者。前者为原发性不孕，古称为全不产。后者为继发性不孕，古称为断续。本病始见于《黄帝内经》。《素问·骨空论》云："督脉者……此生病……其女子不孕。"

　　王氏认为，治疗妇女不孕，首重调经，经调然后子嗣方得调顺。月经不正常，往往是排卵不正常或者是无排卵的一种反应。若长期患带下病，往往是有滴虫性阴道炎或霉菌性阴道炎，均当先行加以调治。若经带均属正常而不孕者则需要根据体质情况加以调摄，并配合精神心理治疗，方易奏效。

一、辨证论治

1. 肾气虚证

主要证候：婚久不孕，月经不调，经量或多或少，头晕耳鸣，腰酸腿软，小便清长。舌淡，苔薄，脉沉细。治宜补肾益气，填精益髓。方用毓麟珠。

2. 肾阳虚证

主要证候：婚久不孕，月经后期，量少色淡，甚则闭经，平时带下量多，腰痛如折，腹冷肢寒，性欲淡漠，小便频数或不禁，面色晦暗。舌淡，苔白滑，脉沉细而迟或沉迟无力。治宜温肾助阳，化湿固精。方用温胞饮。

3. 肾阴虚证

主要证候：婚久不孕，月经错后，量少色淡，头晕耳鸣，腰酸腿软，眼花心悸。舌红，苔少，脉细或细数。治宜滋肾养血，调补冲任。方用养精种玉汤。

4. 肝郁证

主要证候：多年不孕，月经后期，量多少不定，经前乳房胀痛，胸胁不舒，少腹胀痛，精神抑郁，或烦躁易怒。舌红，苔薄，脉弦。治宜疏肝解郁，理血调经。方用开郁种玉汤。

5. 痰湿证

主要证候：婚久不孕，形体肥胖，经行延后，甚或闭经，带下量多，色白质黏，头晕心悸，胸闷泛恶，面色白。舌淡胖，苔白腻，脉滑。治宜燥湿化痰，理气调经。方用苍附导痰丸。

6. 血瘀证

主要证候：婚久不孕，月经后期，量少或多，色紫夹块，经行腹痛。舌紫暗，或舌边有瘀斑、瘀点，脉弦涩。治宜活血化瘀，温经通络。方用少腹逐瘀汤。

二、临床医案

【医案一】

杨某，女，37岁，2020年12月4日初诊。

患者从13岁月经来潮后，月经规律，滑胎后月经周期异常，为21~23天，5~7天干净，末次月经：2020年11月29日。末次受孕为1年前。有多次不良孕产史，G_2P_0，为医务工作者，平素工作繁忙，压力大，来诊时患者自诉月经量少，色暗红，无血块，有痛经但不影响生活，神疲乏力，乳房胀痛，腰困。白带量多，经前分泌物增多，色不黄，质地清稀，无异味，瘙痒。饮食、睡眠均可，二便可。舌淡，苔黄厚，脉沉弱。曾有两次胎停育史，1次试管。

中医诊断：不孕（肝肾亏损证）。

西医诊断：不孕症。

治法：疏肝解郁，理血调经。

方药：①柴胡9g，牡丹皮6g，栀子9g，茯苓12g，香附6g，白芍12g，薄荷6g，当归12g，陈皮9g，益母草10g，天花粉9g。

4剂，水煎服，日1剂，早晚两次分服。

②枸杞子、覆盆子、五味子、沙苑子各15g，女贞子12g。

4剂，水煎服，日1剂，早晚两次分服。

嘱患者连服①号方4剂，后续服②号方，注意按时服药。且要多去户外走动，加强锻炼。

二诊：2020年12月11日。患者白带情况有所好转，乳房胀痛情况改善，仍腰困。现左侧腹股沟周围自觉疼痛。舌淡苔厚，脉沉弱。继续宗初诊方②7剂。

三诊：2020年12月18日。有咖色分泌物，腹痛减轻，腰困。舌淡，苔薄黄，舌下脉络迂曲，脉沉弱。

方药：熟地黄15g，白术15g，山药12g，当归12g，白芍8g，酸枣仁6g，牡丹皮6g，沙参9g，柴胡6g，杜仲6g，党参8g。

7剂，水煎服，日1剂，早晚两次分服。

四诊：2021年1月8日。无痛经，无乳房胀痛，仍有腰困，患者诉本月6日、7日内裤可见暗红色分泌物。舌淡，苔白厚，舌下脉络迂曲，脉沉弱。方药续宗三诊方加肉桂、鹿角胶、紫河车。

五诊：2021年2月5日。患者诉服5剂后血性分泌物完全消失。现偶感头晕心悸，带下量少，色偏黄，质地一般，无口干口苦，大便如常。舌淡红，苔薄黄，脉濡。

方药：山药12g，山茱萸12g，炒白芍9g，熟地黄15g，酸枣仁9g，远志10g，杜仲10g，怀牛膝12g，菟丝子12g，桑寄生9g，牡丹皮10g，陈皮9g，白术7g。7剂。

六诊：2021年2月23日。患者月经量、带下量可，头晕心悸症状消失。仍有乏力、腰困。

方药：山药12g，山茱萸12g，炒白芍9g，熟地黄15g，酸枣仁9g，狗脊10g，杜仲10g，怀牛膝12g，菟丝子12g，桑寄生9g，牡丹皮6g，党参9g，白术7g，黄芪15g。14剂。

七诊：2021年3月10日。腰困好转，继续宗六诊方7剂。

八诊：2021年3月24日。乏力情况改善，口干口苦，舌红少苔，脉细数。

方药：山药12g，山茱萸12g，炒白芍9g，熟地黄15g，酸枣仁9g，五味子10g，沙苑子10g，怀牛膝12g，菟丝子12g，桑寄生9g，牡丹皮15g，党参9g，白术7g，黄芪15g，黄芩10g。7剂。

九诊：2021年4月4日。月经量少，有血块，咽干口渴。继续宗八诊方7剂。

十诊：2021年4月30日。于其就职医院检查为妊娠状态，予地屈孕酮片，1盒，口服，每日3次。

【按语】女子肾脏系于胎，是母之真气，子所赖也。中医古籍载："盖妇人怀孕，血以养之，气以护之。"由此可见，肾虚不能载胎，脾虚气血乏源，均能使胎失摄养而致滑堕。本例患者屡孕屡堕，其脾肾不足，气血亏损的情况可想而知，且兼以平日工作的压力和迫切想平安诞下子嗣的念想，致情绪不佳，肝气不舒，而致月经异常。初诊先予调经，未雨绸缪，孕后即以保胎为要务。至于保胎之法，王氏以补肾健脾、补气养血为主。方用菟丝子、杜仲、桑寄生、女贞子等壮腰膝，补肾固胎；党参、白术、茯苓、山药等健脾益气，养血安胎；并用陈皮、香附等和中醒脾，使气机条畅。

【医案二】

董某，女，32岁，2019年11月7日初诊。

患者结婚1年未避孕而未受孕，平素月经规律，月经周期26~30天，经期8~9天，末次月经：2019年10月9日。月经量可，色红，质稠，无血块，有痛经，经前乳房胀痛，无腰困。白带量少，色黄，不稠，无异味，下阴无瘙痒感。来诊时左侧少腹疼痛，感咽干口苦，纳眠一般，大便干，小便正常。舌红苔黄，脉细数。

辅助检查：2019年4月双侧输卵管造影示双侧输卵管通畅。阴道彩超示：子宫内膜息肉0.4cm×0.5cm。

中医诊断：不孕（肝郁血热证）。

西医诊断：不孕症。

治法：疏肝解郁，理血调经。

方药：川芎10g，牡丹皮6g，熟地黄12g，茯苓12g，香附9g，白芍15g，延胡索6g，当归12g，陈皮9g，益母草10g，天花粉9g，路路通3g。

5剂，水煎服，日1剂，早晚两次分服。

二诊：2019年11月14日。患者左侧少腹疼痛好转，带下量少。舌淡苔黄，脉沉。继续宗初诊方7剂。

三诊：2019年11月21日。有咖色分泌物，腹痛减轻，腰困。舌淡，苔薄黄，舌下脉络迂曲，脉沉弱。

方药：熟地黄15g，白术15g，山药12g，当归12g，白芍8g，酸枣仁6g，牡丹皮6g，沙参9g，柴胡6g，杜仲6g，党参8g。

7剂，水煎服，日1剂，早晚两次分服。

四诊：2019年12月12日。月经量少，痛经，无乳房胀痛。

方药：醋三棱10g，醋莪术12g，当归15g，川芎10g，牛膝9g，柴胡10g，益母草12g，山慈菇8g，昆布9g，丹参10g，茯苓9g，菟丝子12g，五味子15g，沙苑子12g，覆盆子12g，杜仲10g。

14剂，水煎服，日1剂，早晚两次分服。

五诊：2019年12月26日。月经量多，色暗红，汗多，动则汗出。继续在四诊方的基础上加黄芪20g、防风10g、白术10g。

后患者因恶露不止前来就诊，得知其于2020年10月28日顺产，诞下一健康男婴。

【按语】人是一个整体，精神因素可以影响生殖功能。如《景岳全书·妇人规》言："产育由于血气，血气由于情怀，情怀不畅则冲任不充，冲任不充则胎孕不受。"心情紧张，思虑过度，或大惊卒恐，或情绪忧郁，肝气不舒，均可使血气运行不畅、月经失调。这些精神因素，都可阻碍摄精成孕。本例患者肝郁气滞，疏泄失常，日久化热，则冲任失和，胎孕不受。治疗以疏肝解郁，理血调经为主，方中以当归、白芍养血柔肝，川芎、当归活血行气，牡丹皮凉血活血，熟地黄补血滋阴，香附理气解郁，延胡索、益母草、路路通活血化瘀，通经止痛，同时辅以茯苓、陈皮健脾和胃。诸药合用，共奏疏肝解郁、理血调经之功。

【医案三】

郭某，女，31岁，2020年10月1日初诊。

患者结婚3年，备孕一直未成功，平素月经尚规律，月经周期30～37天，经期6～7天，末次月经：2020年9月25日。月经量少，色淡，质稀，有血块，有痛经，经前乳房胀痛，有腰困。白带量可，色白清稀透明，无异味，下阴偶感瘙痒。咽痒，纳可，眠差，入睡前烦躁不安，大便、小便正常。舌尖红，苔黄，脉沉细。

中医诊断：不孕（肝肾阴虚证）。

西医诊断：不孕症。

治法：滋肾调肝，调补冲任。

方药：菟丝子15g，枸杞子12g，五味子19g，覆盆子12g，沙苑子12g，仙茅根9g，淫羊藿10g，路路通7g，丝瓜络6g，阿胶（烊化）8g，陈皮8g，香附4g。

7剂，水煎服，日1剂，早晚两次分服。

二诊：2020年10月11日。患者腰困状况改善，其余仍如前。

方药：①菟丝子15g，枸杞子12g，五味子10g，覆盆子12g，沙苑子12g。

5剂，水煎服，日1剂，早晚两次分服。

②续断10g，桑寄生8g，白芍9g，杜仲9g，熟地黄9g，当归10g，川芎7g，山慈菇6g，阿胶（烊化）8g，陈皮8g，香附4g，合欢花4g。

5剂，水煎服，日1剂，早晚两次分服。

嘱患者①号方连服5剂，后续服②号方。

三诊：2020年10月30日。经前乳房胀痛情况缓解，月经量可，无痛经，血块减少。

方药：熟地黄10g，白芍12g，当归5g，菟丝子10g，山茱萸9g，陈皮4g，益母草8g，山药8g，杜仲8g，黄芩6g，甘草6g。

5剂，水煎服，日1剂，早晚两次分服。

四诊：2020年11月20日。患者情况总体较前好转，怕冷，在继续宗二诊方药（①+②）的基础上加怀牛膝10g、鹿角胶（烊化）3g、紫河车6g。7剂，水煎服，日1剂。

五诊：2020年12月18日。患者近期月经量可，色暗红，质地中等，无血块，无痛经，无经前乳房胀痛，带下量多，色黄，质地稍稠。舌淡红，苔薄黄，脉濡。

方药：菟丝子15g，枸杞子12g，五味子10g，覆盆子12g，沙苑子12g，续断10g，桑寄生8g，白芍9g，杜仲9g，熟地黄9g，当归10g，川芎7g，白术9g，阿胶（烊化）8g，陈皮8g，黄芪10g，茯苓8g，柴胡5g，牡蛎5g。

7剂，水煎服，日1剂，早晚两次分服。

六诊：2020年12月29日。情况如上，继续宗五诊方7剂。

两月后患者电话告知已怀孕。

【按语】《傅青主女科》云："大凡妇人之怀妊也，赖肾水以荫胎。"该患者月经后期，量少，色淡，质稀，为肾虚之象，精不化血，胞宫失养，冲任虚衰，难以受孕；平素烦躁，情志不畅，经前乳房胀痛为肝郁之症，肝失疏泄，气血失调，冲任失和，胎孕不守。不孕有虚实之分，虚者多责之于肾。肾气亏虚，命门火衰，有碍于子宫发育或者不能触发氤氲孕育之气，导致不能摄精成孕；若肾阴亏虚，一则阴虚血少，天癸缺乏来源；另则阴虚内热，热扰冲任，从而影响成孕。因而补肾是治疗不孕症的重要方法，《临证指南医案》云："任脉为病，用龟版以为静摄；督脉为病，用鹿角以为温煦。"故此患者以五味子、枸杞子、菟丝子、覆盆子、沙苑子"五子"滋阴补肾填精；再加仙茅根、淫羊藿温肾阳，阴得阳生，则化生无穷；再以香附、路路通、丝瓜络疏肝通络；陈皮理气健脾，脾肾同治；阿胶补血滋阴；全方共奏滋肾调肝之功。

妊娠腹痛

妊娠期间，出现以小腹疼痛为主的病证，称为"妊娠腹痛"，亦称胞阻。本病是孕期常见病之一，是以妊娠期间因胞脉阻滞或失养，发生的小腹部隐隐作痛、冷痛或胀痛为特点的病证。

胞阻之名，最早见于《金匮要略·妇人妊娠病脉证并治》，其中记载胞阻伴有下血之症："妇人有漏下者，有半产后因续下血都不绝者，有妊娠下血者，假令妊娠腹中痛，为胞阻，胶艾汤主之。"同时还记载了妊娠期间肝脾不和所导致的"妇人怀妊，腹中疠痛，当归芍药散主之"。另"妇人怀娠六七月，脉弦发热，其胎愈胀，腹痛恶寒热者，少腹如扇，所以然者，子脏开故也，当以附子汤温其脏"，是关于阳虚寒盛所致恶阻的治疗，为后世医家治疗本病奠定了基础。隋代巢元方《诸病源候论·妇人妊娠病诸候》对妊娠腹痛与胎动不安病证间的转归关系有了明确的认识。其认为：

根据疼痛发生部位的不同可分为"妊娠心腹痛候""妊娠腰腹痛候""妊娠小腹痛候"等。清代《胎产心法·诸痛论》云："如不时腹痛，名曰胎痛，有血虚、有气滞二因，然血虚居多。"突出妊娠腹痛以"不时腹痛"为主症。

本病的病因病机主要是气郁、血瘀、虚寒、血虚，以致胞脉、胞络阻滞或失养，气血运行失畅，"不通则痛"或"不荣则痛"。其病位在胞脉、胞络，尚未损伤胎元。病情严重者，可影响到胎元，发展为胎漏、胎动不安。

临证时需动态观察阴道流血、腹痛、腰酸、小腹下坠四个症状，结合全身情况及舌脉的变化，辨别胎儿的存亡及母体的寒热虚实。治疗应本着"虚则补之，实则行之"的原则，以调理气血为主，佐以补肾安胎。根据不同的证型，辅以益气养血、清热凉血或化瘀固冲等。

妊娠腹痛属于西医学先兆流产的症状之一，先兆流产是指妊娠28周前出现少量阴道出血，常为暗红色或血性白带，无妊娠物排出，随后出现阵发性下腹疼痛或腰背疼痛。妇科检查：子宫颈口未开，胎膜未破，子宫大小与停经周数相同。若阴道流血量增加或下腹疼痛，可发展为难免流产。

一、辨证论治

1.血虚证

主要证候：妊娠小腹绵绵作痛，头晕心悸，失眠多梦，面色萎黄。舌淡，苔薄白。治疗宜补血养血，止痛安胎。方药用当归芍药散去泽泻，加党参。

2.虚寒证

主要证候：妊娠小腹冷痛，喜温喜按，形寒肢冷，倦怠无力，面色白。舌淡，苔白，脉滑细。治宜暖宫止痛，养血安胎。方用胶艾汤。

3.气郁证

主要证候：妊娠小腹胀痛，情志抑郁，或烦躁易怒，伴胸胁胀满。舌红，苔薄，脉弦数。治宜疏肝解郁，止痛安胎。方用王氏变化逍遥散。

二、临床医案

【医案】

陈某，女，27岁，2021年9月25日初诊。

患者自诉腹痛3天余，患者妊娠28$^+$周，3天前与其配偶争吵后出现腹痛，阵发胀痛，无阴道流血，乳房胀痛，无口干口苦，纳可，眠差，难以入睡，二便调。舌淡红，苔薄白，脉弦滑。

中医诊断：妊娠腹痛（肝郁气滞证）。

西医诊断：先兆流产。

治则：疏肝理气，止痛安胎。

方药：当归15g，茯苓8g，白术20g，陈皮5g，柴胡6g，薄荷6g，白芍12g，紫苏叶6g，川芎4g，甘草6g。

7剂，水煎服，日1剂，早晚两次分服。

二诊：2021年10月10日，患者腹痛基本痊愈，现口干口苦，眠差。舌红，苔薄黄，脉弦滑。

方药：当归15g，茯苓8g，白术20g，陈皮5g，薄荷6g，白芍12g，紫苏叶6g，川芎4g，甘草6g，栀子6g，黄芩8g，酸枣仁10g，远志8g，龙眼肉9g，大枣6g。

【按语】古人云：孕妇"腹中增一障碍，则升降之气必滞。"气滞则血行受阻；如母体胞宫素有癥瘕痼疾，或孕后不慎跌仆闪挫、孕期手术创伤、产前安逸过度、临产过度紧张等，均可使气血不和，瘀阻胞中。因此，气滞血瘀亦是妊娠病常见的发病机理。该患者与人争吵，肝气郁结，经脉壅阻，血行不畅，瘀阻胞宫、胞脉，导致妊娠腹痛。对此气滞血瘀之证，治疗较为棘手。因为，一方面气不畅，瘀不去，胎便难安；另一方面，妊娠期用药，原则上又慎用或禁用行气活血化瘀品。故予以当归、白术、白芍、茯苓、陈皮理气健脾养胎，川芎活血行气，紫苏叶行气宽中安胎，薄荷、柴胡疏肝理气，栀子、黄芩清热泻火，酸枣仁、远志、龙眼肉养心安神，甘草、大枣调和诸药。此时组方用药务必详审病情：如胎元不正，胎堕难留，或胎死不下者，治宜从速下胎。

胎漏、胎动不安

胎漏：妊娠期间，阴道少量出血，时下时止，或者淋漓不净，而无腰酸腹痛者。亦被称为胞漏或者漏胎。

胎动不安：妊娠期间出现腰酸腹痛，胎动下坠，或阴道少量流血者。又称为胎气不安。

胎漏、胎动不安是堕胎、小产的先兆，多发生在妊娠早期，少数发生在妊娠中期，西医将其称为"先兆流产"。王氏认为流产是一个动态变化的过程，在先兆流产阶段，会出现少量阴道流血，常为暗红色或血性白带，无妊娠物排出，随后出现阵发性下腹疼痛或腰背痛。妇科检查可发现宫颈口未开，胎膜未破，子宫大小与停经周数相符。若胚胎或胎儿正常，并进行了适当的安胎治疗，则可继续妊娠，正常分娩。若阴道流血量增多或下腹痛加剧，病情可发展为"难免流产""完全流产""不全流产"或"稽留流产"。此外，前置胎盘可在妊娠中、晚期发生阴道出血，也属"胎漏"的范畴。

　　汉代《金匮要略·妇人妊娠病脉证并治》中提出了一寒一热的安胎养胎方，分别是当归散和白术散。同时，又提出了妇人发生阴道出血的三种情况的鉴别，是后世安胎理法方药的源头。晋代《脉经》中首次记载胎漏的病名。隋代《诸病源候论》首载胎动不安，在"妊娠漏胞""妊娠胎动""妊娠僵仆胎上抢心下血""妊娠卒下血"诸候中，讨论了"劳役气力""触冒冷热""饮食不适""居处失宜""行动倒仆或从高坠落"等因素而病胎动不安，其中特别提出"其母有疾以动胎，治母则胎安；若其胎有不牢固致动以病母者，治胎则母瘥"的分治原则。唐代《经效产宝》指出"安胎有二法"。宋代《女科百问》提出曾有胎动不安之苦者，"可预服杜仲丸"（即杜仲、续断为丸），首创补肾安胎防治反复自然流产。朱丹溪在《丹溪心法·妇人产前》首创"产前安胎，白术、黄芩为妙药也""产前当清热养血"之说，"产前宜清热，令血循经而不妄行，故能养胎"，此说后世有争议。明代《景岳全书·妇人规》有"父气薄弱，胎有不能全受而血之漏者""或因脾肾气陷，命门不固而脱血"，并提出"安胎之方不可执……但当随证随经，因其病而药之"的辨证论治原则。首先提出动态观察"腹痛、下血、腰酸、下坠"胎动不安四大症状的轻重变化，预测胚胎存活与否，决定安胎抑或下胎，完善了妊娠病

"治病与安胎并举"和"下胎"两大治则。清代《傅青主女科》中广泛论述安胎七法。王清任提倡祛瘀安胎，叶天士提出"保胎以绝欲为第一要策"，张锡纯创制寿胎丸治疗滑胎和预防流产，被誉为安胎首选方剂。

胎漏、胎动不安病名虽不同，但临床上不可以将其截然分开。且两者的病因病机、辨证论治、预后转归、预防调摄等基本相同。

胎漏、胎动不安的主要病机是冲任损伤、胎元不固。中医把母胎之间的微妙关系以"胎元"来涵盖。胎元包括胎气、胎儿、胎盘三个部分。胎元方面，若父母精气不足，虽能成孕，但难成胎；若成孕后胎元不固，甚或胎元有缺陷，则胎多不能成实。母体方面，若母体素体肾虚、气血不足、素有癥瘕或由于各种生活、饮食、外伤等致病因素，均可扰动胎元，导致胎元不固，发生胎漏、胎动不安。引起冲任损伤，胎元不固的常见病因病机有肾虚、血热、气血虚弱和血瘀。

胎漏、胎动不安以胚胎、胎儿存活为前提，首辨胚胎存活与否，并要与妊娠期间有阴道出血或腹痛的疾病相鉴别。其辨证要点主要抓住阴道出血、腰酸、腹痛、下坠四大症的性质、轻重程度及全身脉证，以辨其虚、热、瘀及转归。四大症较轻而妊娠脉滑明显，检查尿妊娠试验阳性或B超胚胎存活者，治疗以补肾安胎为大法。根据不同的证型施以补肾健脾、清热凉血、益气养血或化瘀固冲。当病情发展，四大症加重而滑脉不明显，早孕反应消失，尿妊娠试验转阴性，出现胎堕难留或胚胎停止发育时，此时应当下胎益母。

二、临床医案

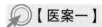【医案一】

林某，女，34岁，2021年11月5日初诊。

患者妊娠9^{+5}周，G_3P_0（两次胎停育，分别为2013年孕3月、2015年孕5月；1次生化妊娠为2020年7月），自诉近3天无明显诱因阴道有少量褐色分泌物，色淡，无血块，无腰腹坠胀感，无腰酸。因有多次不良孕产史，患者及其家属心理上较为紧张，早孕反应较为剧烈，时感恶心欲吐，纳少，口淡，平素易受惊吓，面色白，眠差，易醒，近几日大便偏干，小便正常。舌淡红，苔薄白，脉沉细滑。

中医诊断：胎漏（脾肾亏虚证）。

西医诊断：先兆流产。

治则：益气养血，健脾养肾。

方药：熟地黄24g，白芍12g，黄芪25g，续断10g，砂仁5g，白术15g，枸杞子12g，陈皮9g，杜仲8g，桑寄生10g，炙甘草6g。

7剂，水煎服，日1剂，早晚两次分服。

二诊：2021年11月12日。患者服药后无明显不适，诉现已无异常分泌物，早孕反应较为剧烈，影响饮食，纳少，饭后易口吐清涎，口淡，二便调。舌尖红，苔白，脉滑弱。

方药：熟地黄24g，山茱萸12g，山药12g，续断10g，白术15g，枸杞子12g，陈皮9g，杜仲5g，桑寄生10g，砂仁6g，黄芪25g，黄芩8g，甘草4g。

7剂，水煎服，日1剂，早晚两次分服。

三诊：2021年11月19日。现早孕反应有所缓解，纳可，饭后易口吐清涎。患者诉左侧腰起身疼痛，且口腔内有一大小约1cm×1cm的溃疡面。眠差，二便调。舌尖红，少苔，脉沉滑数。

方药：生地黄25g，白芍15g，当归10g，山茱萸12g，山药15g，黄芩15g，陈皮10g，白术20g，黄芪25g，桑寄生12g，砂仁9g，枸杞子10g，杜仲8g，甘草6g。

7剂，水煎服，日1剂，早晚两次分服。

四诊：2021年11月26日。口疮基本痊愈，腰痛情况好转。现感头晕眼花，眠差易醒，无腰酸腹痛。舌淡苔少，脉沉细滑。

方药：生地黄25g，白芍15g，当归10g，阿胶（烊化）6g，白术10g，黄芩6g，续断15g，桑寄生12g，远志9g，熟地黄15g，陈皮8g，杜仲12g，山茱萸12g，甘草6g。

7剂，水煎服，日1剂，早晚两次分服。

后期通过电话随访得知患者基本痊愈，无其余不适症状。

【按语】《妇人大全良方》曰："妇人妊娠常胎动不安者，由冲任经虚，胞门、子户受胎不实也。"安胎宜健脾运，妇人妊娠之后，气血流注胞宫以养胎，脾健则生化有源，气血充足而能养胎。脾气过虚，胎坠难免。

患者早孕反应剧烈，时感恶心欲吐，纳少，口淡，是故古人立健脾安胎之理论，举白术、山药、砂仁健脾温中，熟地黄、白芍、当归、阿胶补血养血安胎，陈皮行气健脾。另患者屡孕屡堕，损伤肾气，肾虚冲任不固，胎失所系，以致胎动不安，气不固摄，发为胎漏。故安胎宜固肾气，肾固而胎自安，也是王氏长期实践经验的总结。故诸如杜仲、桑寄生、续断、枸杞子、山茱萸以补益肝肾，也为临床安胎常用之药。另加黄芪益气升提，固摄胎元；生地黄、黄芩清热止血安胎；远志安神益智；甘草甘温益气，调和诸药。全方共奏益气养血，健脾养肾，固冲安胎之功。

【医案二】

苏某，女，33岁，2018年4月3日初诊。

患者既往月经规律，13岁月经初潮，6天/27～29天，末次月经2017年11月9日。患者于1周前下楼梯时不慎摔倒，当时仅有轻微皮外伤，不觉腹中胎儿有损伤，第二天晨起时出现下腹刺痛，阴道少量出血，色暗红，急去某市中心医院诊治，诊断结果为先兆流产，要求住院，因患者不想住院，遂来门诊。患者在摔倒第二天阴道少量出血后的1周内，阴道不时出血，量不多，伴腰酸腹痛。刻下症见：焦虑面容，纳可眠差，二便调，舌淡，苔薄白，脉弦滑。

中医诊断：胎动不安（血瘀证）。

西医诊断：先兆流产。

治法：活血化瘀，补肾安胎。

方药：桂枝12g，茯苓15g，牡丹皮9g，菟丝子9g，白芍12g，酸枣仁15g，桑寄生15g，续断12g，阿胶（烊化）15g。

7剂，水煎服，日1剂，早晚两次分服。

二诊：2018年4月10日。患者述服药第6剂后阴道流血即停，腹痛有改善，腰酸依旧，舌淡，苔薄白，脉沉滑。初诊方加杜仲15g、黄芪15g，再进7剂。

三诊：2018年4月17日。患者述未再见阴道流血，腰酸腹痛明显好转，睡眠明显改善，近来出现胃胀，恶心欲吐，纳差，舌淡，苔略白腻。更拟方：续断12g，菟丝子12g，桑寄生15g，茯苓15g，姜半夏10g，旋覆花12g，鸡内金6g，神曲15g，炒麦芽20g，陈皮9g。再进7剂。

四诊：2018年4月27日。患者述胃胀明显好转，恶心欲吐改善，但仍不想吃东西，见油腻则恶心，舌淡，苔略白腻。更拟方：党参15g，炒白术15g，茯苓15g，神曲15g，焦山楂6g，炒谷芽20g。再进7剂以巩固疗效。

【按语】跌仆损伤，使得气血不和，瘀阻胞宫，使得胎元不固而失养。临床上治疗较为棘手。一方面瘀不去，则胎难安；另一方面，妊娠期用药原则上又慎用行气活血化瘀药。此时组方用药需得仔细观察。本患者虽不慎跌倒致使胎元不固，但是胎元大体上正常，故在治疗上以祛瘀消癥、补肾养血安胎为主，可选用桂枝、茯苓、白芍活血化瘀、消癥散药等作用和缓之行气活血药，佐以桑寄生、阿胶、续断等养血安胎之品。情况改善后立即停药换方，以免动胎伤胎。

【医案三】

魏某，女，26岁，2019年3月16日初诊。

妊娠期阴道少量下血，患者既往月经规律，12岁月经初潮，7天/28～29天，末次月经2018年11月12日。患者平素体质弱，低血压病史10余年，近半月来时有阴道少量下血，因量少而没注意，3天前下血量突然增多，且伴有腰酸，小腹空坠而痛，血色淡红，质稀薄。刻下症见：神疲乏力，面色㿠白，心悸气短，眠差，半夜易醒，醒后难入睡，小便可，大便难下，舌质淡，苔薄白，脉滑细弱。

中医诊断：胎动不安（气血虚弱证）。

西医诊断：先兆流产。

治法：益气养血，固冲安胎。

方药：党参15g，炒白术30g，当归15g，炒白芍15g，熟地黄18g，杜仲12g，陈皮9g，炙甘草6g。

7剂，水煎服，日1剂，早晚两次分服。

二诊：2019年3月23日。患者述服药后阴道下血量明显减少，服药第6天几乎不见，但仍腰酸，小腹空坠感有减轻，仍腹痛，眠差没有改善，舌淡，苔薄白，脉滑无力。初方加酸枣仁15g、远志12g、大枣5枚，再进7剂。

三诊：2019年3月30日。患者述阴道流血完全好转，腰酸明显减轻，小腹空坠感明显好转，小腹痛改善，睡眠较前有好转，大便依然难下，舌淡，苔薄白，脉沉滑。二诊方加炙黄芪15g、熟大黄6g，再进7剂。

四诊：2019年4月7日。患者述所有症状均明显好转，大便难下得到改善，二三日一行，纳可，眠可，察其面色较前明显改善，但仍有些病色，舌淡，苔薄白，脉沉细滑。更拟方：黄芪15g，白术15g，当归9g，炙甘草6g，茯神12g，远志12g，酸枣仁15g，木香5g，龙眼肉20g，当归6g，生姜3片，大枣5枚。再进10剂以巩固疗效。

【按语】明代《景岳全书·妇人规》中提出"妊娠胎气不安者，证本非一，治亦不同"。患者素体脾肾不足，脾虚则气血生化乏源，胎失所养，或气虚不能载胎、系胎，肾虚冲任不固，胎失所系，胎元不固。患者刻下症均为气血虚弱之证，方中党参、炒白术健脾益气，加陈皮、炙甘草健脾之功更甚，当归、炒白芍补血止痛，熟地黄、杜仲补肾固任安胎。二诊时患者仍腰酸、睡眠差，原方加酸枣仁、远志、大枣养心安神，三诊时患者阴道流血已完全好转，腰酸及腹痛症状减轻，睡眠好转，仍大便难下，加炙黄芪、熟大黄泻下通便。四诊患者症状已明显改善，但仍有病色，更拟方补脾益气、养血安神，巩固治疗。脾健则胎有所养，气足则胎有所载，以后天养先天，以助生化之源，气血双调，脾肾旺则胎无恙。

附：自然流产

胚胎或胎儿尚未具有生存能力而妊娠终止者，称为流产。我国将妊娠未达到28周、胎儿体重不足1kg而终止妊娠者，称为流产。发生在妊娠12周前者，称为早期流产；发生在妊娠12周或之后者，称为晚期流产。

流产分自然流产和人工流产。胚胎着床后31%发生自然流产，其80%为早期流产。在早期流产中，约2/3为隐性流产，即发生在月经期的流产，也称生化妊娠。

（一）诊断要点

1. 临床表现

主要表现为停经后阴道流血和腹痛。

（1）早期流产：妊娠物排出前胚胎多已死亡。开始时绒毛与蜕膜剥离，血窦开放，出现阴道流血，剥离的胚胎和血液刺激子宫收缩，排出胚胎及其他妊娠物，产生阵发性下腹部疼痛。

（2）晚期流产：胎儿排出前后还有生机，其原因多为子宫解剖异常，其临床过程与早产相似，胎儿娩出后胎盘娩出，出血不多；也有少数流产前胎儿已死亡，其原因多为非解剖因素所致。

按自然流产发展的不同阶段，分为以下临床类型（见表2）。

（1）先兆流产：指妊娠28周前先出现少量阴道流血，常为暗红色或血性白带，无妊娠物排出，后出现阵发性下腹痛或腰背痛。妇科检查：宫颈口未开，胎膜未破，子宫大小与停经周数相符。预后：若经休息及治疗后症状消失，可继续妊娠；若阴道流血量增多或下腹痛加剧，可发展为难免流产。

（2）难免流产：指流产不可避免。在先兆流产基础上，阴道流血量增多，阵发性下腹痛加剧，或出现阴道流液（胎膜破裂）。妇科检查：宫颈口已扩张，有时可见胚胎组织或羊膜囊堵塞于宫颈口内，子宫大小与停经周数基本相符或略小。

（3）不全流产：难免流产继续发展，部分妊娠物排出宫腔，还有部分残留于宫腔内或嵌顿于宫颈口处，或胎儿排出后胎盘滞留宫腔或嵌顿于宫颈口，影响子宫收缩，导致出血，甚至发生休克。妇科检查：宫颈口已扩张，宫颈口有妊娠物堵塞及持续性血液流出，子宫小于停经周数。

（4）完全流产：指妊娠物已全部排出，阴道流血逐渐停止，腹痛逐渐消失。妇科检查：宫颈口已关闭，子宫接近正常大小。

表2　各类流产的临床表现及子宫大小

临床类型	临床表现			宫颈口	子宫大小
	流血量	下腹痛	组织排出		
先兆流产	少	无或轻	无	闭	与妊娠周数相符
难免流产	中→多	加剧	无	扩张	与妊娠周数相符或略小
不全流产	少→多	减轻	部分排出	扩张或有物堵塞或闭塞	小于妊娠周数
完全流产	少→无	无	全部排出	闭	正常或略大

此外，还有三种特殊情况。

（1）稽留流产：又称过期流产。指胚胎或胎儿已死亡而滞留宫腔内未能及时自然排出者。表现：早孕反应消失，有先兆流产症状或无任何症状，子宫不再增大，反而缩小；若已到妊娠中期，孕妇腹部不见增大，胎动消失。妇科检查：宫颈口未开，子宫较停经周数小，质地不软，未闻及胎心。

（2）复发性流产：指与同一性伴侣连续发生3次及3次

以上的自然流产。复发性流产大多数为早期流产，少数为晚期流产。虽然复发性流产的定义为连续3次或3次以上，但大多数专家认为连续发生2次流产即应重视并予评估，因为其再次流产的风险与3次者相近。

（3）流产合并感染：指流产过程中，若阴道流血时间长，有组织残留于宫腔内或非法堕胎，可能引起宫腔感染，常为厌氧菌及需氧菌混合感染，严重感染可扩展至盆腔、腹腔，甚至全身，并发盆腔炎、腹膜炎、败血症及感染性休克。

2. 诊断

根据病史及临床表现多能确诊，仅少数需行辅助检查。确诊自然流产后，还需确定其临床类型，决定相应的处理方法。

（1）病史：询问患者有无停经史和反复流产史；有无早孕反应、阴道流血，阴道流血量及持续时间；有无阴道排液及妊娠物排出；有无腹痛，腹痛的部位、性质、程度；有无发热、阴道分泌物性状及有无臭味等。

（2）体格检查：测量体温、脉搏、呼吸、血压；注意有无贫血及感染征象。消毒外阴后行妇科检查：注意宫颈口是否扩张，羊膜囊是否膨出，有无妊娠物堵塞宫颈口；子宫大小与停经周数是否相符，有无压痛；双侧附件有无压痛、增厚或包块。

（3）辅助检查

①超声检查：可明确妊娠囊的位置、形态及有无胎心搏动，确定妊娠部位和胚胎是否存活，以指导给予正确的治疗方法。

②血HCG测定：采用敏感性高的血HCG水平动态测定，正常妊娠6~8周时，其值每日应以66%的速度增长，若48小时增长速度<66%，提示妊娠预后不良。

（4）宫颈机能不全的诊断：因宫颈先天发育异常或后天损伤所造成的宫颈机能异常而无法维持妊娠，最终导致流产，称为宫颈机能不全。

（二）治疗

治疗思路：一经确诊，应根据流产的不同类型给予积极、恰当的处理。先兆流产应保胎治疗；难免流产、不全流产、稽留流产者，当尽快去除宫腔内容物；复发性流产应本着预防为主、防治结合的原则，孕前针对病因予以治疗，结合中药预培其损，孕后积极保胎，用药至超过既往流产时间两周以上；流产合并感染则应在控制感染的同时尽快清除宫内残留物。

1. 先兆流产

适当休息，禁性生活。黄体功能不全者：肌内注射黄体酮20mg/次，1次/日，或口服孕激素制剂；甲状腺功能减退者：口服小剂量甲状腺片。预后：经治疗，若阴道流血停止，超声检查提示胚胎存活，可继续妊娠；若临床症状加重，超声检查发现胚胎发育不良，血HCG持续不升或下降，表明流产不可避免，应终止妊娠。

2. 难免流产

一旦确诊，应尽早使胚胎及胎盘组织完全排出。

（1）早期流产：应及时行清宫术，对妊娠物应仔细检查，并送病理检查。

（2）晚期流产：子宫较大，出血较多者，可用缩宫素促进子宫收缩。当胎儿及胎盘排出后检查是否完全，必要时刮宫以清除宫腔内残留的妊娠物。应给予抗生素预防感染。

3. 不全流产

一经确诊，应尽快行刮宫术或钳刮术，清除宫腔内残留组织。阴道大量流血伴休克者，应同时输血、输液，并给予抗生素预防感染。

4. 完全流产

流产症状消失，超声检查证实宫腔内无残留妊娠物，若无感染征象，无须特殊处理。

5. 稽留流产

处理较困难。胎盘组织机化，与子宫壁紧密粘连，致使刮宫困难。晚期流产稽留时间过长可能发生凝血功能障碍，导致弥散性血管内凝血，造成严重出血。处理前应检查血常规、血小板计数及凝血功能，并做好输血准备。

（1）若凝血功能正常，可先口服3~5日雌激素类药物，提高子宫肌对缩宫素的敏感性。子宫<12孕周者，可行刮宫术，术中肌内注射缩宫素，手术应特别小心，避免子宫穿孔，如一次不能刮净，可于5~7日后再次刮宫；子宫≥12孕周者，可使用米非司酮加米索前列醇，或静脉滴注缩宫素，促使胎儿、胎盘排出。

（2）若出现凝血功能障碍，应尽早输注新鲜血、血浆、纤维蛋白原等，待凝血功能好转后，再行刮宫。

6. 复发性流产

（1）染色体异常夫妇，应于妊娠前进行遗传咨询，确定是否可以妊娠。

（2）黏膜下肌瘤影响妊娠的肌壁间肌瘤，可考虑行剔除术。

（3）纵隔子宫、宫腔粘连，应在宫腔镜下行纵隔切除、粘连松解术。

（4）宫颈机能不全，应在妊娠12~14周行预防性宫颈环扎术，术后定期随诊，妊娠达到37周或以后拆除环扎的缝线。

（5）抗磷脂抗体阳性患者可在确定妊娠以后使用低分子肝素皮下注射，或加小剂量阿司匹林口服。

（6）黄体功能不全者，应肌内注射黄体酮20~40mg/日，也可考虑口服黄体酮，或使用黄体酮阴道制剂，用药至妊娠12周时可停药。

（7）甲状腺功能低下者，应在孕前及整个孕期补充甲状腺素。

（8）原因不明的复发性流产妇女，尤其是怀疑同种免疫性流产者，可行主动免疫治疗。

7. 流产合并感染

治疗原则：控制感染的同时尽快清除宫内残留物。

（1）若阴道流血量不多，先选用广谱抗生素2~3日，待感染控制后再行刮宫。

（2）若阴道流血量多，在静脉滴注抗生素及输血的同时，用卵圆钳将宫腔内残留大块组织夹出，使出血减少，切不可用刮匙全面搔刮宫腔，以免造成感染扩散。术后应继续用广谱抗生素，待感染控制后再行彻底刮宫。

（3）若已合并感染性休克者，应积极进行抗休克治疗，病情稳定后再行彻底刮宫。

（4）若感染严重或盆腔脓肿形成，应行手术引流，必要时切除子宫。

（三）诊疗过程

根据孕妇妊娠不足28周，出现腹痛、少量阴道流血、腰痛、下坠感等临床表现，以及妇科检查、B超、激素测定，确诊流产。

若胎元未损，中西医辨病与辨证结合诊治，出血止，胚胎存活，继续妊娠。

若胎元已损，胚胎发育不良，HCG持续不升或下降，则难免流产，继续发展可导致下列结果。①不全流产：刮宫术或钳刮，补液、输血、抗生素治疗。②完全流产：如B超检查确认宫腔内无残留物，则无须处理。

流产合并感染，抗生素控制感染，手术清除残留物，中药治疗。

第四节 产后病

产妇在产褥期发生的与分娩或产褥有关的疾病，称为产后病。产后是指从胎盘娩出至产妇全身各器官，除乳腺外恢复至孕前状态的一段时间，亦称为"产褥期"，一般需要6周。古人有"弥月为期"，俗称"小满月"，即产后一月；"百日为度"，俗称"大满月"，即产后三月（百日）的说法。目前根据临床实际，将产后七日称为"新产后"。

古代医家对产后病比较重视，古医籍中将产后常见病和危重症概括为"三病""三冲""三急"。如《金匮要略·妇人产后病脉证并治》中指出："新产妇人有三病，一者病痉，二者病郁冒，三者大便难。"又如《张氏医通·卷十一》中所论的产后"三冲"，即冲心、冲肺、冲胃："败血上冲有三，或歌舞谈笑，或怒骂坐卧，甚或逾墙上屋，口咬拳打，山腔野调，号佛名神，此败血冲心，多死……若饱闷呕恶，腹满胀痛者曰冲胃……若面赤呕逆欲死曰冲肺……大抵冲心者，十难救一；冲胃者，五死五生；冲肺者，十全一二。"同时提出了产后"三急"，曰"产后诸病，惟呕吐、盗汗、泄泻为急，三者并见必危"。前人所指的产后病涉及范围较广，根据现代临床的认识来看，古人所说的产后"三冲"，与西医产科的羊水栓塞有相似之处，是产时危急重症。

中医学认为产后病的发病机制可以概括为四个方面。①亡血伤津：由于失血过多、褥汗外泄，使阴血暴亡，虚阳浮散，或血虚火动而致病。②元气受损：由于产程过长、产时用力耗气、产后操劳过早或失血过多而气随血耗，以致气虚失摄、冲任不固，或百节空虚，卫表不固而为患。③瘀血内阻：分娩创伤，脉损血溢，离经成瘀，或产后血室正开，摄生不慎，邪与血结为瘀；或胞衣、胎盘残留，或恶露不下，瘀血内阻，败血为病。④外感六淫或饮食房劳所伤：产后元气、津血俱损伤，腠理不实，卫表不固，生活稍有不慎或调摄失当，均可导致气血不调，营卫失和，脏腑功能失常，冲任损伤而变生产后诸疾。

产后病的诊断，在运用四诊采集病史、体征资料，进行八纲、脏腑、气血辨证的基础之上，还需根据新产的特点，注意"三审"，即先审小腹痛与不痛，以辨有无恶露停滞；次审大便通与不通，以验津液的盛衰；再审乳汁的行与不行和饮食的多少，以查胃气的强弱；并注意妊娠期有无妊娠病、临产和分娩有无异常、产时出血的多少等情况辨证。产后恶露过期不尽，量多、色淡、质清稀，小腹隐痛，乳汁量少或自初出即色淡、质清稀，神疲，少气懒言，舌淡，脉弱者，多为气血不足。

中医对于产后病的治疗，应根据亡血伤津、元气受损、瘀血内阻、多虚多瘀的病机特点，本着"勿拘产后，亦无忘于产后"的原则，结合病情进行辨证论治。如《景岳全书·妇人规》中记载："产后气血俱去，诚多虚证。然有虚者，有不虚者，有全实者，凡此三者，但当随证随人，辨其虚实，以常法治疗，不得执有成心，概行大补，以致助邪。"产后多虚，应以大补气血为主，但又需防滞邪、助邪之弊；产后多瘀，当以活血行瘀治疗，然又需佐以养血，使祛邪而不伤正，化瘀而不伤血。故具体选方用药，必须照顾气血。开郁勿过于耗散，消导必兼抚脾，祛寒勿过用温燥，清热勿过于苦寒，解表勿过于发汗，攻里勿过于削伐。同时应掌握产后用药"三禁"，即禁大汗，以防亡阳；禁峻下，以防亡阴；禁通利小便，以防亡津液。

产后病的调护：房室宜寒温适宜，空气流通，阳光充足，不宜关门闭户；衣着宜温凉合适，以防外感风寒或中暑；饮食宜清淡，富含营养而易消化；不宜过食生冷辛辣和肥腻煎炒之品，以免内伤脾胃；宜劳逸结合，以免耗气伤血；心情宜轻快舒畅，不宜悲恐抑郁太过，以防情志伤人。产后百日内，不宜交合，勿为房室所伤；尤宜保持外阴清洁卫生，以防病邪乘虚入侵。

恶 露 不 绝

产后血性恶露持续两周以上，仍淋漓不净者，为恶露不绝。本病以产后血性恶露过期不止为主要特点，或伴有其他全身症状。

本病始见于《金匮要略》："产后七八日，无太阳证，少腹坚痛，此恶露不尽，不大便……宜大承气汤主之。"

本病之发生主要与冲任不固，气血运行失常有关。产后妇女的生理状态为多虚多瘀，气虚冲任不固则血失固摄；血瘀则阻冲任，血不归经；气虚血瘀日久又可郁而化热，热扰冲任，迫血妄行。以上几种因素均可导致恶露不绝。

在临床上辨证应该根据恶露的量、色、质、味等并结合全身症状，辨别其寒热虚实。如量多、色淡、质地稀薄者，多为气虚；色红或紫，黏稠而有异味者，多为血热；色暗，有血块，小腹疼痛者，多为血瘀。根据辨证，在用药上就可以遵循"虚者补之、瘀者攻之、热者清之"的原则分而论之，且不可轻用固涩药，以防助邪，变生他病。

一、辨证论治

1. 气虚证

主要证候：产后恶露过期不止，量多，色淡红，质地稀薄，无异味，精神疲倦，四肢无力，气短懒言，小腹空坠，面色白。舌淡，苔薄白，脉缓弱。治宜益气摄血固冲。方用补中益气汤加减。

2. 血热证

主要证候：产后恶露过期不止，量较多，色鲜红，质地黏稠，口干舌燥，面色潮红。舌红苔少，脉细数无力。治宜养阴清热，凉血止血。方用保阴煎加减。

3. 血瘀证

主要证候：产后恶露过期不止，淋漓量少，或突然量多，色暗，有血块，或伴小腹疼痛拒按，血块下而痛减。舌紫暗，或有瘀点，脉弦涩。治宜活血化瘀，理血调经。方用生化汤加减。

二、临床医案

【医案一】

庞某，女，34岁，2022年2月4日初诊。

患者为顺产，产后恶露1月未尽，血淋漓不尽，因个人原因未到医院检查就诊。患者排出恶露量多，色黑，有血块，平素易感劳累，自汗，小腹胀痛，面色苍白，精神萎靡不振。舌淡，苔薄白，脉缓。

中医诊断：产后恶露不绝（气虚血瘀证）。

西医诊断：产后子宫复旧不全。

治则：补气固冲摄血。

方药：当归24g，川芎12g，益母草12g，红花3g，桃仁3g，黄芪15g，西洋参8g，炮姜炭3g。10剂，打粉冲服。

二诊：2022年2月26日。患者诉服药后恶露量减少，余无明显异常。继续宗初诊方加乌贼骨、三七各5g。7剂，打粉冲服。

三诊：2022年3月6日。患者诉恶露已完全干净。

【按语】《诸病源候论·妇人妊娠诸候》明确了产后恶露不绝的病因病机为"风冷搏于血气""虚损""内有瘀血"。气为血之帅，血为气之母，气与血之间相互依存，彼此为用。气能行血，血液的运行有赖于气的推动，气虚运行无力会导致血瘀，瘀阻冲任，血不归经，以致恶露淋漓不尽。患者恶露量多，有血块，易感劳累，自汗，面色苍白，精神萎靡，均为气虚血瘀之证。方中当归补血活血，川芎活血行气，桃仁、红花活血祛瘀，炮姜炭入血散寒、温经止痛，西洋参、黄芪补气摄血，使化瘀不伤正。二诊患者恶露减少，加乌贼骨、三七收敛止血，巩固治疗。由于药证相合，故获佳效。

【医案二】

孙某，女，33岁，2018年6月7日初诊。

产后恶露不绝半月余，患者既往月经规律，14岁月经初潮，7天/27～28天，末次月经2017年9月12日。患者产后恶露过期半月不止，量较多，色鲜红，质黏稠。刻下症见：面色潮红，口燥咽干，渴喜冷饮，心胸烦热，夜间入睡难，小便短少，大便干结，二三日一行，纳可，舌红少苔，脉细数。生育史：G_2P_1。

中医诊断：产后恶露不绝（血热证）。

西医诊断：胎盘胎膜残留。

治法：养阴清热，凉血止血。

方药：熟地黄18g，白芍12g，生地黄15g，续断15g，黄芩15g，黄柏9g，山药20g，生甘草6g，麦冬15g，北沙参15g，地榆炭15g。

7剂，水煎服，日1剂，早晚两次分服。

二诊：2018年6月15日。患者诉恶露有减少，色鲜红，质黏稠，心胸烦热有减轻，夜间入睡难无改善，口渴有改善，大便干结，舌红少苔，脉滑数。初诊方加栀子12g、酸枣仁15g、茯神15g、麻子仁20g，再进7剂。

三诊：2018年6月24日。患者诉恶露明显减少，色鲜红，质稍稠，心胸烦热明显改善，夜间入睡难好转，口渴咽干明显改善，小便调，大便质软，成形，二三日一行，舌稍红，苔薄白，二诊方再进7剂。

四诊：2018年7月2日。患者诉服第2剂药时血性恶露消失，稍有心胸烦热，睡眠可，起夜时稍有口渴，二便调，舌淡，脉沉细。更拟下方：熟地黄18g，白芍12g，当归15g，川芎15g，党参15g，北沙参15g，柴胡12g，生姜3片，大枣5枚。再进7剂以善后。

【按语】产后数日内，胞宫尚未恢复而时常有阵缩。一般两周内淡红色血性恶露消失，3周内黏液性恶露断绝。现代医学认为产后恶露不绝是子宫复旧不全或胎盘胎膜残留所致的一种表现。中医学中产后恶露不绝首载于《金匮要略》，此病病机主要是血虚、血瘀、气滞等。临床上根据恶露的量、颜色、质地辨证施治。根据症状，此患者辨证为血热证，因而生化汤不宜使用，故以妇科通用方"四物汤"为基础方，佐以麦冬、北沙参等清热凉血药，达到化热而不伤阴的目的。

缺 乳

产后哺乳期内，产妇乳汁甚少或全无者，称为"缺乳"，又称"产后乳汁不行""产后乳无汁候"等。缺乳以产后第2~3天至半月内常见，也可发生在整个哺乳期。本病的发生率为20%~30%。

隋代《诸病源候论》列有"产后乳无汁候"，认为其病因为"因产则血水俱下，津液暴竭"。唐代《备急千金要方》列出治妇人乳无汁共21首下乳方，其中有猪蹄、鲫鱼等食疗方。宋代陈无择《三因极一病证方论》分虚实论缺乳："产妇有三种乳脉不行，有气血盛而壅闭不行者，有血少气弱涩而不行者，虚当补之，盛当疏之。"《校注妇人良方·卷二十三》中记载"妇人乳汁，乃气血所化，若元气虚弱，则乳汁短少"。金元时期张子和《儒门事亲》中所提出的情志因素导致乳汁不行"妇人有本生无乳者不治，或因啼哭、悲怒郁结，气溢闭塞，以致乳脉不行"，深化了对于本病病因病机的理解。清代《傅青主女科》按照虚则补之、实则疏之的原则，从气血论治，分虚实治疗，"阳明之气血自通，而乳亦通矣"。

中医学认为女性乳房属阳明胃经，乳头属厥阴肝经。乳汁乃气血所化，源于中焦脾胃，赖肝气之疏泄条达，故只有脾胃健旺，气血充足，肝之疏泄有常，乳汁才能正常分泌。若气血化源不足，或乳汁运行受阻，必致缺乳或乳汁过少。临床上，常见的病因有气血虚弱、肝郁气滞、痰浊阻滞。

临证时应根据乳汁清稀或浓稠，乳房有无胀痛，结合舌脉及其他症状以辨虚实。乳房柔软，乳汁清稀，面色少华，倦怠乏力，舌淡少苔，脉虚细者，属气血虚弱证；乳房胀硬或疼痛，乳汁浓稠，伴胸胁胀闷，情志不遂，舌淡苔薄，脉弦者，为肝郁气滞证；乳汁稀少或点滴无全，乳房丰满，形体肥胖，胸闷泛恶，舌胖，苔白腻，脉滑者，为痰气壅阻证。治疗时应以调理气血、通络下乳为主。乳房、胸胁为肝经所过，若产后情志不畅，肝气不疏，则导致乳腺闭塞，乳汁分泌甚少或全无，故治疗本病应注意酌加橘络、丝瓜络、香附等理气通络之品。

此外，应注意产后恶露的情况，因恶露耗血，会影响乳汁生化。同时应配合食疗，并注意保证产妇充分休息，以保证乳汁生化及运行正常，从而喂养婴儿。

产后缺乳的预防与调护，应在产妇分娩后给予高热量、高蛋白、易消化及富含胶原蛋白的饮食，充分补充汤汁，忌辛辣酸咸。产妇保持心情舒畅，切忌情绪抑郁，并充分休息。鼓励母婴同室，做到早接触、早吮吸，掌握正确的哺乳姿势，使婴儿反复吮吸刺激乳头，加快乳腺排空。孕期应注意乳头的护理及卫生，常用肥皂擦洗乳头，防止乳头皲裂。若乳头凹陷，可嘱孕妇经常将乳头向外牵拉或做乳头"十"字保健操。

一、辨证论治

1. 气血虚弱证

主要证候：产后乳汁甚少或全无，乳汁稀薄，乳房柔软无胀感；面色少华，倦怠乏力；舌淡，苔薄白，脉细弱。治宜补气养血，佐以通乳。方用通乳丹。

2. 肝郁气滞证

主要证候：产后乳汁分泌少，甚至全无，乳房胀硬、疼痛，乳汁稠；伴胸胁胀满，情志抑郁，食欲不振；舌质正常，苔薄黄，脉弦或弦滑。治宜疏肝解郁，通络下乳。方用下乳涌泉散。

3.痰浊阻滞证

主要证候：乳汁甚少或无乳可下，乳房硕大或下垂不胀满，乳汁不稠；形体肥胖，胸闷痰多，纳少便溏，或食多乳少；舌淡胖，苔腻，脉沉细。治以健脾化痰通乳。方用苍附导痰丸合漏芦散。

二、临床医案

【医案一】

张某，女，32岁，2021年12月29日初诊。

患者为剖宫产术后第13天，G_1P_1。患者诉产后奶水一直很少，乳汁稀薄，面色少华，略可见萎黄，语声低迷无力，汗多，觉冷，口干，乳房可触及小结节，排出粉红色恶露。纳可，眠差，大便干，小便正常。舌淡，苔薄黄，脉细弱。

中医诊断：缺乳（气血虚弱证）。

西医诊断：产后缺乳。

治则：补气养血，佐以通乳。

方药：黄芪10g，当归30g，党参15g，麦冬12g，桔梗6g，天花粉5g，炒穿山甲（注意使用替代品）3g，王不留行9g，丝瓜络6g，木通3g，小通草3g，黑芝麻10g。

10剂，水煎服，日1剂，早晚两次分服。

二诊：2022年1月12日。患者乳汁量有所增加，但仍不够婴儿的喂养，汗出情况有所缓解。舌淡红，苔薄白，脉细弱。

方药：黄芪20g，当归30g，党参15g，桔梗6g，麦冬8g，王不留行10g，丝瓜络9g，通草6g，阿胶（烊化）10g，黑芝麻12g。

7剂，水煎服，日1剂，早晚两次分服。

【按语】产妇多为气血亏虚的生理状态，故以黄芪、当归、党参为君药，大补气血。乳汁为精血所化，气血足则乳汁充。从现代医学来看，乳汁的分泌量除了与产妇乳腺的发育、婴儿的按时吸吮、产妇的营养状态和饮食量等有关之外，还与产妇精神因素密切相关。情志不调可影响泌乳机能，如失眠、过劳、焦虑、恼怒、疼痛等均能使乳腺分泌减少。故产时、产后均应保持情志舒畅，切忌抑郁。

【医案二】

李某，女，31岁，2018年7月22日初诊。

产后乳汁甚少，患者既往月经规律，12岁月经初潮，6天/28天~30天，末次月经2017年10月3日。患者产后半月余，从上周开始乳汁无明显诱因突然闭绝，间或一两天有，但量甚少，乳汁浓稠。刻下症见：乳房胀硬，疼痛，胸胁胀满，自怀孕时便情志抑郁，产后尤甚，每逢小事便自怨自艾，或怒而叫骂，食欲不振，食量不足之前一半，大便难下，但不干，舌红，苔薄黄，脉弦。生育史：G_1P_1。

中医诊断：缺乳（肝郁气滞证）。

西医诊断：产后缺乳。

治法：疏肝解郁，通络下乳。

方药：柴胡15g，青皮9g，当归12g，炒白芍15g，川芎20g，生地黄20g，天花粉15g，白芷9g，王不留行15g，通草12g，桔梗12g，漏芦9g，穿山甲（注意使用替代品）3g。

7剂，水煎服，日1剂，早晚两次分服。

二诊：2018年8月2日。患者诉乳房胀硬明显改善，胸胀满有好转，自服药第四天开始乳汁增多，但量仍少，乳汁浓稠，情志依旧不畅，纳差，舌红，脉沉弦。初诊方加郁金12g、合欢花9g、鸡内金15g，再进7剂。

三诊：2018年8月10日。患者诉自第二次服药起，乳汁量一天多过一天，在服药第五天时便可基本满足婴儿的需求，乳房胀痛明显好转，胸胁胀满明显改善，情志较前好转，食欲较上次明显改善，大便易解，两天一行。舌淡，苔薄白，脉沉略弦。二诊方不变，再进7剂。

四诊：2018年8月18日。患者诉所有症状均明显改善，乳汁量正常，完全可满足婴儿的需要，且还有剩余，纳可，眠可，二便调，情志畅。更拟下方：当归15g，炒白芍12g，柴胡15g，炒白术15g，薄荷9g，生姜3片，大枣3枚。再进7剂以善后。

【按语】产后缺乳分为虚实两端，虚者乳房柔软，乳汁清稀；实者则相反。乳头属厥阴，乳房属阳明，乳汁则手少阴、手太阳二经血也。产后妇女多虚多瘀，乳汁不通，多属血虚，易兼忧怒。故本例患者在治疗时以四物汤养血补血，穿山甲、王不留行、通草活络通乳，柴胡、青皮疏肝解郁。

产 后 汗 证

产后汗证包括产后自汗和产后盗汗两种。产后自汗指产妇于产后出现涔涔汗出，持续不止。盗汗指寐中汗出湿衣，醒来即止。轻者数天内可自行缓解，重者病程迁延，变生他疾。自汗、盗汗均以产褥期内汗出过多，日久不止为特点，统称为产后汗证。其发病机制尚未明确，现代研究表明本病多由自主神经功能紊乱引起。《金匮要略》云："新产血虚，多出汗……"中医药治疗此病历史悠久，疗效显著。

不少妇女产后汗出较平时为多，尤以进食、活动过后或睡眠时为著，此因产后气血骤虚，腠理不密所致，而在数天后营卫自调而缓解，不作病论。

产后多汗，早在汉代《金匮要略·妇人产后病脉证治》中即有所记载："新产血虚，多出汗，喜中风，故令病痉。"此外，仲景又认为郁冒的发生关系亡血复汗，临床表现为但头汗出等。同时，仲景认为产后多汗出，不仅失其津液，而且严重者可致阴损及阳，出现亡阴、亡阳之危。其还把多汗出看作产后三病的病因之一。宋代《妇人大全良方》中提出"产后虚汗不止"和"产后盗汗不止"的病名，将产后汗出不止分为"虚汗"和"盗汗"两类。明代《校注妇人良方》中则明确提出"产后自汗""盗汗"之病名。《诸病源候论》《妇人大全良方》《校注妇人良方》等古籍中对产后汗证的病因病机进行了较为详细的论述。《诸病源候论》首列"产后汗出不止候"，指出产后多汗的病因在于产时失血而致"阴气虚而阳气加之，里虚表实，阳气独发于外"，并说明汗出不止，津液衰竭，可导致"痉"或"经水断绝"的转归。《妇人大全良方》中也有记载"夫虚汗不止，由阴气虚而阳气加之，里虚表实，阳气独发于外，故汗出也"，并认为若产妇阴气虚弱不能恢复，则汗出不止。

历代医家论述产后汗证，多从虚论治，将本病归纳为气虚不摄、卫阳不固和阴虚内热而迫汗外泄。然《伤寒明理论·自汗》云："自汗之证，又有表里之别焉，虚实之异焉。"故临证时不能见自汗辨气虚证，见盗汗辨阴虚证。

临床辨证时，本病以产后出汗量过多、持续时间长为特点。首先应根据出汗时间在昼在夜的不同，将其分为自汗和盗汗。白昼汗出多，动则尤甚，为气虚自汗。寐中出汗，醒后即止，为阴虚盗汗。治疗产后汗证，气虚者，治以益气固表，和营止汗；阴虚者，治以益气养阴，生津敛汗。

一、辨证论治

1. 气虚自汗证

主要证候：产后汗出过多，不能自止，动则加剧；时有恶风身冷，气短懒言，面色㿠白，倦怠乏力；舌质淡，苔薄白，脉细弱。治宜益气固表，和营止汗。方用黄芪汤。

2. 阴虚盗汗证

主要证候：产后睡中汗出，甚者湿透衣衫，醒后即止，面色潮红，头晕耳鸣，口燥咽干，渴不思饮，或五心烦热，腰膝酸软；舌质红，苔少，脉细数。治宜益气养阴，生津敛汗。方用生脉散加煅牡蛎、浮小麦、山茱萸、糯稻根。

二、临床医案

【医案一】

王某，女，32岁，2021年4月11日初诊。

患者顺产1月余，G_2P_2。患者诉产后畏风怕冷，动则汗出淋漓，时感疲惫乏力，气短懒言，纳眠可，大便略干，小便清长。舌淡，苔薄白，脉沉细。

中医诊断：产后汗证（气虚失摄证）。

西医诊断：自主神经功能紊乱。

治则：益气固表，和营止汗。

方药：黄芪30g，当归30g，党参20g，白术12g，防风15g，鹿角胶（烊化）3g，紫河车5g。

7剂，水煎服，日1剂，早晚两次分服。

二诊：2021年4月20日。汗出情况有所缓解，仍畏风怕冷。舌淡红，苔薄白，脉细弱。方药宗初诊方，加大防风量为20g，加浮小麦、牡蛎各10g。

7剂，水煎服，日1剂，早晚两次分服。

三诊：2021年5月5日。患者汗出情况基本痊愈，不影响生活，仍怕冷。舌淡红，苔薄白，脉沉细。

方药：山药10g，熟地黄12g，山茱萸12g，杜仲12g，肉桂10g，菟丝子8g，当归9g，黄芪15g，补骨脂10g，甘草6g。

7剂，水煎服，日1剂，早晚两次分服。

【按语】王氏认为产后自汗、盗汗，不同于内科，必须重视产后亡血伤津的病理特点，《傅青主女科》中提道："妇人产多汗，当健脾以敛水液之精，益荣卫以嘘血归源。"需要气血同调。故用黄芪、当归、党参、白术补气健脾和血。患者还感畏风，故加防风祛风；怕冷，小便清长，故加少量温补肾阳药，不可加太大量，以防损伤本就已虚的阴精。

产 后 身 痛

产妇在产褥期内出现肢体或关节酸楚、疼痛、麻木、重着者，称为产后身痛。又称"产后遍身疼痛""产后关节痛""产后痹证""产后痛风"，俗称"产后风"。

对本病的论述，最早见于唐代《经效产宝·产后中风方论》，指出其因"产伤动血气……风邪气乘之"所致，并列方治。宋代《当归草堂医学丛书·产育宝庆方》云"产后遍身疼痛"，并指出本病的病因为气弱血滞，并立"趁痛散"以疗之。明代《校注妇人良方》在前人基础上补充了"血瘀滞"与"血虚"之不同，并指出："血瘀者宜补而散之，血虚者宜补而养之。"清代《医宗金鉴·妇科心法要决》概括本病病因主要有血虚、外感与血瘀。《沈氏女科辑要笺正》根据产后多虚多瘀的特点进一步指出，本病的治疗当以"养血为主，稍参宣络，不可峻投风药"。实为经验之论，对临证有一定参考价值。总之，产后身痛的病因虽不同，但历代医家都强调因产后失血多虚为发病之根本，故论治亦提出以养血为主。这一理论至今仍为临床医生所遵循。

产妇由于分娩失血，耗伤精力，百脉空虚，易患身痛，主要病因有血虚、肾虚、血瘀和感受外邪等。本病的发生是由产后气血亏虚，经脉失养，或素体肾亏，胞脉失养，以及产后营卫失调，腠理不密，感受风寒湿邪，使气血运行受阻所致。

本病的辨证以疼痛的部位、性质为主要依据，并结合兼证与舌脉。若肢体关节酸楚疼痛、麻木，伴面色萎黄，头晕心悸，舌淡，脉细弱，属血虚；若肢体关节肿胀、麻木、重着，疼痛剧烈，宛如针刺，屈伸不利或痛无定处，或遇热则舒，伴恶寒畏风，舌淡薄白，脉濡细，属外感风寒；若疼痛较重，痛有定处，麻木，发硬，重浊，屈伸不利，伴恶露量少，舌暗，苔白，脉弦涩，属血瘀；若产后腰酸，足跟疼痛，伴头晕耳鸣，舌淡暗，脉沉细弦，属肾虚。

一、辨证论治

1. 血虚证

主要证候：产后遍身关节酸楚、疼痛，肢体麻木，面色萎黄，头晕心悸；舌淡苔薄，脉细弱。治以养血益气，温经通络。方用黄芪桂枝五物汤加当归、秦艽、丹参、鸡血藤。

2. 风寒证

主要证候：产后肢体关节疼痛，屈伸不利，或痛无定处，或冷痛剧烈，宛如针刺，得热则舒，或关节肿胀、麻木、重着，伴恶寒怕风，舌淡，苔薄白，脉濡细。治以养血祛风，散寒除湿。方用独活寄生汤。

3. 血瘀证

主要证候：产后身痛，尤见下肢疼痛、麻木、发硬、重着、肿胀明显，屈伸不利，小腿压痛，恶露量少，色紫暗，夹有血块，小腹疼痛拒按；舌暗，苔白，脉弦涩。治宜养血活血，化瘀祛湿。方用身痛逐瘀汤加忍冬藤、毛冬青、益母草、木瓜。

4. 肾虚证

主要证候：产后腰膝、足跟疼痛，艰以俯仰，头晕耳鸣，夜尿多，舌淡暗，脉沉细弦。治宜补肾养血，强腰壮骨。方用养荣壮肾汤加秦艽、熟地黄。

二、临床医案

【医案一】

范某，女，33岁，2022年2月24日初诊。

患者为顺产，G_2P_2。诉产后身痛两月余，指关节、肩关节、脚背疼痛，受风后疼痛加剧，手脚畏寒，产前1周曾受风寒，咳嗽，咽痛，汗出，口服阿奇霉素后好转。现面色不荣，眼睑色淡，口干欲饮，乳汁少，汗出量多，精神一般，偶有大便干。舌淡红，苔薄白，脉沉缓。

中医诊断：产后身痛（血虚证）。

西医诊断：产褥期关节疼痛。

治则：养血益气，通络止痛。

方药：当归15g，川芎6g，熟地黄18g，黄芪25g，防风6g，白术15g，太子参15g，麦冬12g，五味子10g，浮小麦20g，龙骨（先煎）15g，牡蛎（先煎）15g，桂枝6g，甘草5g。

7剂，水煎服，日1剂，早晚两次分服。

二诊：2022年3月5日。汗出情况好转，仍遍身关节疼痛。继续宗初诊方，7剂。

三诊：2022年3月20日。基本痊愈。

【按语】产后身痛以内伤气血为主，而兼风、寒、湿、瘀，临床表现往往本虚标实，治疗当以养血益气、补肾为主，兼活血通络、祛风止痛。养血之中，应当佐以理气通络之药，以标本同治；祛邪之时，当配伍养血补虚之药以助祛邪而不伤正。本病与一般的痹证不同，产后身痛主要是产后气血亏虚或素体肾亏，经脉失养，虽夹外感，也以调理气血为主，不可峻投风药。

【医案二】

张某，女，32岁，教师，2018年7月22日初诊。

产后身痛月余，患者既往月经尚规律，13岁月经初潮，6天/27～29天，末次月经2017年9月6日。患者产后未受风，保暖工作做得很好，营养也很好，但就是遍身疼痛，产后第三天开始出现，之后便一天比一天加重，伴有关节疼痛，屈伸不利，按之痛甚，尤其夜间加重。刻下症见：面色青，不欲讲话，精神状态差，恶露量少色暗，小腹痛且拒按，饮食可，二便调，舌紫暗，苔薄白，脉弦涩。

中医诊断：产后身痛（血瘀证）。

西医诊断：产褥期关节痛。

治法：养血活络，行瘀止痛。

方药：川芎20g，桃仁12g，秦艽9g，红花12g，羌活12g，没药9g，当归15g，醋香附12g，川牛膝15g，地龙9g，益母草12g，炙甘草9g，续断10g，杜仲10g。

7剂，水煎服，日1剂，早晚两次分服。

二诊：2018年8月2日。患者诉身痛有所减轻，夜间身痛减轻明显，小腹痛有所减轻，观其面色较上次有所好转，精神状态改善，舌质暗，苔薄白，脉细涩。初诊方加大黄6g、炒白术15g，再进7剂。

三诊：2018年8月10日。患者述身痛明显好转，小腹痛明显好转，因夜间需起床喂奶，醒后便再难入睡，请余诊治，二诊方加酸枣仁15g、茯神15g，再进7剂。

四诊：2018年8月19日。患者于8月17日月经来潮，月经量较少，色深红，其间夹杂少量的深红色血块，伴经期腹痛、经期腰酸困，不伴经期胸胀，身痛大大改善，但仍时不时有轻微身痛，小腹痛减轻，喜揉喜按，夜间睡眠稍有改善，舌质淡，稍有瘀斑，脉沉略涩。三诊方再进7剂，嘱其月经完后两天再服药。

五诊：2018年9月4日。患者述身痛已完全好转，偶有轻微小腹痛，夜间睡眠明显改善，察其面色红润，精神状态良好，舌淡，苔薄白，脉沉略细。改为四物汤加炒白术15g、茯苓15g，再进7剂以善后。

【按语】新产之后，精血必然处于亏损状态，产后胞宫中必然有未排净的瘀浊败血之物，故产后特点为多虚多瘀。产后百节开张，血脉流散。气弱则经络间血多阻滞，日久不散则筋牵脉引，骨节不利，又因血虚失养而遍身骨节疼痛，故以四物汤为基础方，配伍地龙、秦艽、续断、杜仲、川牛膝等药养血滋阴、通络止痛。

第五节　妇科杂病

　　凡不属经、带、胎、产和前阴疾病范畴，而又与女性解剖、生理特点有密切关系的疾病，统称为"妇科杂病"。

　　常见的妇科杂病有不孕症、癥瘕、阴挺、阴痒、阴疮、盆腔炎性疾病、子宫内膜异位症、子宫腺肌病和多囊卵巢综合征等。

　　妇科杂病临床证候不同，病因病机各异。就病因而论，总结有三：其一，起居不慎，感受外邪；其二，脏腑气血阴阳失调；其三，禀赋不足，或情志因素、心理因素、环境刺激等导致疾病的产生。病机：肾、肝、脾功能失常，气血失调；直接或间接影响冲任、胞宫、胞脉、胞络而发生妇科杂病。

　　杂病的诊断：主要根据各病的临床特征和必要的检查以明确诊断。

　　杂病的治疗：重在整体调补肾、肝、脾功能，调理气血，调治冲任、胞宫，以恢复其生理功能，并注意祛邪。

　　杂病的治疗要点：不孕症以温养肾气、调理冲任气血为主；癥瘕宜理气散结、破血消癥，然必察正气盛衰，酌用攻补；阴挺以补气升提为主，夹湿热者又宜清热渗湿；阴痒、阴疮因湿而致病者宜健脾化湿，或清热利湿；盆腔炎性疾病宜根据病情的急慢性不同，分别施以清热化湿、活血化瘀等，必须按寒热、虚实证的不同辨证用药；子宫内膜异位症和子宫腺肌病、多囊卵巢综合征属于现代妇科疾病谱的疑难病症，临证则采用个体化方案，辨证论治，随证加减，灵活变通。总之，对妇科杂病的治疗，只要从整体观念出发，施以辨证治疗，坚持服药，配合心理治疗，假以时日，方显疗效。

癥 瘕

妇女下腹有结块，或胀，或满，或痛者，称为癥瘕。

瘕始见于《黄帝内经》："任脉为病……女子带下瘕聚。"癥始见于《金匮要略》："妇人宿有癥病，经断未及三月，而得漏下不止，胎动在脐上者，为癥痼害。"

癥瘕在临床上辨证主要从包块的性质、大小、部位、病程的长短，以及兼证和月经情况；辨其在气在血，属于痰湿还是热毒。治疗以活血化瘀、软坚散结为大法，佐以行气化痰，兼顾调寒热。但是因为每个患者的体质、病程长短不同，不可一味猛攻，以免损伤元气。可以先攻后补，或者攻补兼施。

一、辨证论治

1.气滞证

主要证候：小腹有包块，包块不坚，推之可移，时聚时散，或上或下，时感疼痛，痛无定处，小腹胀满，胸闷不舒，精神抑郁，月经不调。舌红，苔薄，脉沉弦。治宜疏肝郁，行气散结。方用香棱丸。

2.血瘀证

主要证候：小腹有包块，积块坚硬，固定不移，疼痛拒按，肌肤少泽，口干不欲饮，月经延后或淋漓不断，面色晦暗，舌紫暗，苔厚面干，脉沉涩有力。治宜活血破瘀，散结消癥。方用桂枝茯苓丸加减。

3.痰湿证

主要证候：小腹有包块，按之不坚，或时作痛，带下量多，色白，质黏稠，胸脘痞闷，时欲呕恶，月经后期，甚至闭而不行。舌淡胖，苔白腻，脉弦滑。治宜除湿化痰，散结消癥。方用王氏消癥方加减。

4.热毒证

主要证候：小腹有包块，拒按，小腹或少腹及腰骶部疼痛，带下量多，色黄或五色杂下，可伴有经期提前或延后，经量多，经前腹痛加重，烦躁易怒，发热口渴，便秘溲黄。舌红，苔黄腻，脉弦滑数。治宜解毒除湿，破瘀消癥。方用王氏妇炎康方加减。

二、临床医案

【医案一】

段某，女，19岁，2021年5月8日初诊。

患者为高三学生，平素学习压力较大，月经尚规律，月经周期28～34天，经期5天，末次月经2021年4月10日。月经量多，色暗红，质稠，有血块，有痛经，经前乳房胀痛，无腰困。白带量正常，清稀透明，无异味，下阴无瘙痒。来诊时左侧少腹胀痛，未扪及包块，无压痛及反跳痛，纳可，眠差，入睡困难，大便偏干，小便正常。舌红，苔黄，脉弦数。查腹部子宫+双侧附件彩超提示左侧附件区囊肿。

中医诊断：癥瘕（气滞血瘀证）。

西医诊断：卵巢囊肿。

治法：疏肝解郁，破气消癥。

方药：陈皮9g，柴胡6g，薄荷5g，当归10g，醋莪术15g，醋三棱15g，海藻9g，昆布9g，牡蛎10g，皂角刺12g，山慈菇9g，荔枝核10g，元参8g，桂枝10g。

7剂，水煎服，日1剂，早晚两次分服。

二诊：2021年5月20日。患者经前乳房胀痛状况改善，仍有痛经。自诉口干，口苦，大便干。

方药：陈皮9g，柴胡6g，香附6g，合欢花4g，元参12g，牡丹皮12g，王不留行4g，醋三棱12g，醋莪术12g，五灵脂6g，益母草9g，昆布10g，海藻10g，皂角刺6g，山慈菇9g。

7剂，水煎服，日1剂，早晚两次分服。

三诊：2021年7月18日。患者近几次月经血块量明显减少，无痛经。继续宗二诊方。

7剂，水煎服，日1剂，早晚两次分服。

四诊：2022年1月7日。复查彩超提示子宫+双侧附件区未见明显异常。

【按语】《灵枢经·百病始生》云："若内伤于忧怒，则气上逆，气上逆则六输不通，温气不行，凝血蕴里而不散，津液涩渗，著而不去，而积皆成矣。"患者平素压力大，七情内伤，肝气郁结，阻滞经脉，血行不畅，气滞血瘀，积而成块，日久成癥。因其病程日久，正气虚弱，气、血、痰、湿互相影响，多互相兼夹而有所偏重，属本虚标实之候，治宜扶正祛邪兼顾，不宜一味使用攻伐之药。故选用王氏消癥方。方中醋三棱偏入血分，破血之力优于醋莪术，醋莪术偏入气分，破气之力优于醋三棱，用于治疗血瘀气滞诸证，两药相须为用以增效。山慈菇清热解毒、消痈散结，常配以皂角刺活血消肿治疗癥瘕痞块，海藻、昆布配伍，可软坚散结消癥。陈皮、柴胡疏理气机、疏肝解郁，荔枝核行气止痛，桂枝温经通脉、通阳化气；全方共奏疏肝行气、破气消癥之功。二诊患者乳房胀痛症状改善，仍痛经、口干、口苦、大便干，予上方去薄荷、荔枝核、桂枝，加香附、合欢花疏肝解郁，元参清热凉血、滋阴解毒，牡丹皮清热活血化瘀，王不留行、五灵脂活血化瘀通经，益母草活血调经。三诊继续宗此方，后复查妇科彩超未见异常。此例遵循治病求本、标本兼治的原则，故症状缓解而病愈。

【医案二】

阎某，女，43岁，2021年5月14日初诊。

患者发现双侧囊肿1月余，体形胖，身高162cm，体重为92.5kg，平时月经尚规律，月经周期30～35天，经期7天，末次月经2021年4月24日。月经量少，色红，质稠，无血块，偶有痛经，无经前乳房胀痛，时感乏力、腰困。白带量多，色微黄，无异味，下阴无瘙痒感。来诊时无明显异常，未扪及包块，双侧附件区拒按，纳眠一般，大便偏干，夜尿多。舌淡，边有齿痕，苔白腻，脉濡。

辅助检查：2021年4月13日（他院）查腹部子宫+双侧附件彩超提示双侧附件区囊肿，大小约4.0cm×3.0cm的无回声区，边界清楚。

2021年4月29日（他院）腹部子宫+双侧附件彩超提示双侧附件区囊肿，约4.6cm×4.0cm的无回声区，边界清楚。

中医诊断：癥瘕（痰湿瘀阻证）。

西医诊断：卵巢囊肿。

治法：健脾除湿，破气消癥。

方药：陈皮12g，海藻12g，昆布12g，牡蛎12g，皂角刺12g，山慈菇12g，荔枝核12g，党参20g，桂枝10g，茯苓10g，车前子9g，滑石20g，黄芪9g，醋三棱6g，莪术6g。

7剂，水煎服，日1剂，早晚两次分服。

二诊：2021年6月11日。患者服药后无明显不适，带下量较前明显减少。我院复查彩超提示左侧囊肿大小约4.6cm×4.0cm，右侧囊肿大小约4.5cm×4.3cm。患者服药后囊肿大小有明显变化。继续宗初诊方7剂。

三诊：2021年7月8日。患者仍感乏力腰困，白带量多，色黄，微有异味，下阴瘙痒。舌淡红，边有齿痕，苔黄腻，脉滑。我院复查彩超提示左侧囊肿消失，右侧囊肿大小约4.2cm×4.5cm。

方药：陈皮15g，海藻12g，昆布12g，牡蛎12g，皂角刺12g，山慈菇12g，荔枝核12g，党参20g，桂枝10g，茯苓10g，白术10g，滑石20g，黄芪15g，醋三棱6g，莪术6g，黄柏6g，栀子9g，菟丝子10g，杜仲8g，补骨脂6g，柴胡9g。

7剂，水煎服，日1剂，早晚两次分服。

两月后随访得知，服药后患者复查彩超，提示右侧囊肿已经消失。

【按语】卵巢囊肿或者输卵管积水，在中医古籍中无明确的记载。可能与《灵枢经》描述的肠覃相类似。王氏认为本病的发生多因寒凉伤于卫气，水湿积聚不散而致。在临床上分为寒湿型和湿热型。偏于寒者，可见面色萎黄，体倦乏力，喜温喜按，白带量多，色白清稀，舌淡，苔薄白，脉可见沉细或濡。偏于湿热者，则见腹痛，偶有加剧，拒按，白带量多，色黄有味，舌苔白腻或者黄腻，脉弦滑或者滑数。本患者是偏于湿热型，治以清热利湿，行气豁痰。因而用陈皮、皂角刺等软坚散结，行气疏肝，升阳除湿；荔枝核温通下焦，引药直达病所，以行气散结；昆布、海藻、山慈菇清热除湿，软坚散结；车前子、滑石清热利湿。

附1：卵巢肿瘤

卵巢肿瘤是常见的妇科肿瘤，可发生于任何年龄。其中恶性肿瘤早期病变不易发现，晚期病例缺乏有效的治疗手段，致死率居妇科恶性肿瘤首位。

（一）诊断要点

1.临床表现

（1）良性肿瘤：肿瘤较小时多无症状，常在妇科检查时偶然发现。肿瘤增大时，感腹胀或腹部扪及肿块。肿瘤长大占满盆、腹腔时，可出现尿频、便秘、气急、心悸等压迫症状。检查：腹部膨隆，叩诊实音，无移动性浊音。双合诊和三合诊检查：在子宫一侧或双侧触及圆形或类圆形肿块，多为囊性，表面光滑，可活动，与子宫无粘连。

（2）恶性肿瘤：早期常无症状。晚期主要症状：腹胀、腹部肿块、腹腔积液及其他消化道症状；部分患者有消瘦、贫血等恶病质表现；功能性肿瘤常出现不规则阴道流血或绝经后出血。妇科检查：扪及肿块多为双侧，实性或囊实性，表面凹凸不平，活动差，常伴有腹腔积液。三合诊检查：在直肠子宫陷凹处触及质硬结节或肿块。有时可扪及上腹部肿块，并见腹股沟、腋下或锁骨上淋巴结肿大。妇科良、恶性肿瘤的鉴别诊断见表3。

表3　妇科良、恶性肿瘤鉴别诊断

鉴别内容	良性肿瘤	恶性肿瘤
病史	病程长，逐渐增大	病程短，逐渐增大
体征	单侧多，可活动；囊性，表面光滑；通常无腹水	双侧多，固定；实性或囊实性，表面不平，呈结节状；常伴腹水，多为血性，可查到癌细胞
一般情况	良好	较差
B超	为液性暗区，可有间隔光带，边缘清晰	液性暗区内有杂乱光团、光点，肿块界限不清
CA125(>50岁)	<35U/ml	>35U/ml

2. 并发症

（1）蒂扭转：为常见的妇科急腹症。蒂扭转的典型症状：体位改变后突然发生一侧下腹剧痛，常伴恶心、呕吐，甚至休克。双合诊检查：扪及压痛的肿块，以蒂部最明显。

（2）破裂：有自发性破裂和外伤性破裂。自发性破裂常由肿瘤浸润性生长穿破囊壁所致。外伤性破裂则在腹部受重击、分娩、性交、盆腔检查及穿刺后引起。症状轻重取决于破裂口大小、流入腹腔囊液的量和性质。

小的囊肿或单纯浆液性囊腺瘤破裂时，患者仅有轻度腹痛。

大囊肿或畸胎瘤破裂后，患者常有剧烈腹痛伴恶心呕吐。破裂也可导致腹腔内出血、腹膜炎及休克。

体征：腹部压痛、腹肌紧张，可有腹腔积液征，盆腔原存在的肿块消失或缩小。

（3）感染：多继发于蒂扭转或破裂。也可来自邻近器官感染灶的扩散。患者可有发热、腹痛、腹部压痛及反跳痛、腹肌紧张、腹部肿块及白细胞计数升高等。

（4）恶变：肿瘤迅速生长，尤其是双侧性的，应考虑有恶变可能，并应尽早手术。

3. 诊断

结合病史和体征，辅以必要的辅助检查确定：①肿块是否来自卵巢；②肿块是否为肿瘤；③肿块是良性还是恶性；④可能的组织学类型；⑤如果是恶性，明确其恶性肿瘤转移范围。

（二）常用的辅助检查

1. 影像学检查

（1）超声检查：可根据肿块的囊性或实性、囊内有无乳头等判断性质，诊断符合率>90%。彩色多普勒超声扫描可测定肿块血流变化，有助于诊断。

（2）核磁共振、CT、PET/CT检查：核磁共振可较好地判断肿块性质及其与周围器官的关系，有利于病灶定位及病灶与相邻结构关系的确定；CT可判断周围侵犯、淋巴结转移及远处转移情况；PET/CT一般不推荐为初次诊断。

2. 肿瘤标志物

（1）血清CA125：不单独用于早期诊断，更多用于病情监测和疗效评估。

（2）血清AFP：对卵巢卵黄囊瘤有特异性诊断价值。

（3）血清HCG：对非妊娠性绒癌有特异性诊断价值。

（4）性激素：卵巢颗粒细胞瘤、卵泡膜细胞瘤产生较高水平雌激素，而浆液性囊腺瘤、黏液性囊腺瘤或勃勒纳瘤有时也可分泌一定量雌激素。

（5）血清HE4：与CA125联合应用来判断盆腔肿块的良、恶性。

3. 腹腔镜检查

可直接观察肿块外观和盆腔、腹腔及横膈等部位，在可疑部位进行多点活检，抽取腹腔积液行细胞学检查。

4. 细胞学检查

抽取腹腔积液或腹腔冲洗液和胸腔积液，查找癌细胞。

（三）治疗

治疗原则：一经发现，应行手术。

手术目的：①明确诊断；②切除肿瘤；③恶性肿瘤进行手术病理分期；④解除并发症。术中应剖检肿瘤，必要时做冰冻切片组织学检查以明确诊断。良性肿瘤可在腹腔镜下手术，而恶性肿瘤一般须经腹手术，部分经选择的早期患者也可在腹腔镜下完成分期手术。恶性肿瘤患者术后应根据其组织学类型、细胞分化程度、手术病理分期和残余灶大小决定是否接受辅助性治疗，化疗是主要的辅助治疗。

（四）诊疗过程

根据潜在的高危因素、病史、症状、体征、相关检查（病理），确诊为卵巢肿瘤，并可划分为良性或恶性肿瘤。

良性卵巢肿瘤的治疗：若肿瘤大小＜5cm，定期（3~6个月）观察，中药辨证论治；若肿瘤大小＞5cm，应予手术切除，中药辅助治疗。

恶性卵巢肿瘤的治疗：以根治性手术为主，在手术病理分期的基础上，结合肿瘤的病理类型，考虑是否需要化疗、放疗。在手术治疗后或放化疗期间辅以中药治疗。

卵巢肿瘤的并发症的治疗：并发症包括蒂扭转、肿瘤破裂、感染等。需及时手术，对症处理。

附2：子宫肌瘤

子宫肌瘤是女性生殖器最常见的良性肿瘤，由平滑肌及结缔组织组成。常见于30~50岁妇女，20岁以下少见。因肌瘤多无症状或很少有症状，临床报道发病率远低于肌瘤真实发病率。

（一）诊断要点

1. 症状

多无明显症状，仅在体检时发现。症状与肌瘤部位、大小和有无变性相关，而与肌瘤数目关系不大。常见症状有：

（1）经量增多及经期延长。是子宫肌瘤最常见的症状。多见于大的肌壁间肌瘤及黏膜下肌瘤，肌瘤使宫腔增大，子宫内膜面积增加并影响子宫收缩，此外肌瘤可能使肿瘤附近的静脉受挤压，导致子宫内膜静脉丛充血与扩张，从而引起经量增多、经期延长。黏膜下肌瘤伴有坏死感染时，可有不规则阴道流血或血样脓性排液。长期经量增多可继发贫血，出现乏力、心悸等症状。

（2）下腹包块：肌瘤较小时在腹部摸不到肿块，当肌瘤逐渐增大使子宫超过3个月妊娠大时，可从腹部触及。较大的黏膜下肌瘤可脱出于阴道外，患者可因外阴脱出肿物就诊。

（3）白带增多：肌壁间肌瘤使宫腔面积增大，内膜腺体分泌增多，致使白带增多；子宫黏膜下肌瘤一旦感染，可有大量脓样白带。若有溃烂、坏死、出血时，可有血性或脓血性伴有恶臭的阴道流液。

（4）压迫症状：子宫前壁下段肌瘤可压迫膀胱，引起尿频；宫颈肌瘤可引起排尿困难、尿潴留；子宫后壁肌瘤可引起便秘等症状。阔韧带肌瘤或宫颈巨大肌瘤向侧方发展，嵌入盆腔内压迫输尿管使上泌尿道受阻，可造成输尿管扩张，甚至肾盂积水。

（5）其他：包括下腹坠胀、腰酸背痛。肌瘤红色样变时有急性下腹痛，伴呕吐、发热及肿瘤局部压痛；浆膜下肌瘤蒂扭转可有急性腹痛；子宫黏膜下肌瘤由宫腔向外排出时也可引起腹痛。黏膜下肌瘤和引起宫腔变形的肌壁间肌瘤可引起不孕或流产。

2. 体征

与肌瘤大小、位置、数目及有无变性相关。

较大肌瘤可在下腹部扪及实质性肿块。妇科检查：扪及子宫增大，表面不规则单个或多个结节状突起。浆膜下肌瘤可扪及单个实质性球状肿块与子宫有蒂相连。黏膜下肌瘤位于宫腔内者子宫均匀增大，脱出于宫颈外口者，阴道窥器检查可看到宫颈口处有肿物（粉红色，表面光滑），宫颈外口边缘清楚。若伴感染时，可有坏死、出血及脓性分泌物。

（二）治疗

应根据患者年龄、症状和生育要求，以及肌瘤的类型、大小、数目全面考虑。

1. 观察

无症状肌瘤一般不需要治疗，特别是近绝经期妇女。绝经后肌瘤多可萎缩，症状可消失。每3~6个月随访一次，若出现症状可考虑进一步治疗。

2. 药物治疗

适用于症状轻、近绝经年龄或全身情况不宜手术者。

（1）促性腺激素释放激素激动剂（GnRH-a)方法：采用大剂量连续或长期非脉冲式给药。机制：抑制FSH和LH分泌，降低雌激素至绝经后水平，以缓解症状并抑制肌瘤生长使其萎缩，但停药后又逐渐增大。

（2）其他药物：米非司酮，每日10mg或12.5mg口服，可作为术前用药或提前绝经使用，但不宜长期使用，因其拮抗孕激素后，子宫内膜长期受雌激素刺激，会增加子宫内膜病变的风险。

3. 手术治疗

（1）手术适应证：①因肌瘤导致月经过多，致继发贫血；②严重腹痛、性交痛或慢性腹痛、有蒂肌瘤扭转引起的急性腹痛；③肌瘤体积大，压迫膀胱、直肠等引起相应症状；④因肌瘤造成不孕或反复流产；⑤疑有肉瘤变。

（2）手术方式：①肌瘤切除术。适用于要求保留生育功能的患者，包括肌瘤经腹剔除，黏膜下肌瘤和突向宫腔的肌壁间肌瘤宫腔镜下切除，及突入阴道的黏膜下肌瘤阴道内摘除。术后有残留或复发可能。②子宫切除术。适用于不要求保留生育功能或疑有恶变者，可行子宫切除术，包括全子宫切除和次全子宫切除。

4. 其他治疗

为非主流治疗方法，适用于不能耐受或不愿手术者。

（1）子宫动脉栓塞术。通过阻断子宫动脉及其分支，减少肌瘤的血供，从而延缓肌瘤的生长，缓解症状。但该法可能引起卵巢功能减退并增加潜在的妊娠并发症的风险，对有生育要求的妇女一般不建议使用。

（2）高能聚焦超声。通过物理能量使肌瘤组织坏死，逐渐吸收或瘢痕化，但存在肌瘤残留、复发，并需要除外恶性病变。类似治疗方法还有微波消融等。

（3）子宫内膜切除术。经宫腔镜切除子宫内膜以减少月经量或造成闭经。

痤疮

【医案一】

张某，女，30岁，2020年10月17日初诊。

自诉脸上长痘多年，经前期长痘情况加重，平素喜食辛辣刺激之物，如烧烤、炸串之类，加之平时工作压力较大，患者脸部散在分布痘痘，大小不一，色红，有脓点，触之轻痛，以额部、口周严重，皮肤偏油，无瘙痒。曾就诊于皮肤专科，服药后有短暂性好转。平素月经规律，月经周期25天，经期3~5天，月经量少，色黑，质地较稠，有血块，经前无乳房胀痛，无痛经。白带量正常，质地清稀透明，无异味，下阴部时觉痒，怕冷，无腰困。口干口苦，大便偏干，时有便秘，小便色黄。舌红，苔黄腻，脉滑数。

中医诊断：肺风粉刺（胃肠湿热证）。

西医诊断：痤疮。

治则：清热除湿，解毒疗疮。

方药：黄芩9g，黄连3g，菊花9g，生薏苡仁12g，鱼腥草9g，升麻6g，桔梗8g，生地黄15g，牡丹皮10g，泽泻9g，淡竹叶6g，茯苓10g，当归15g，白芍12g，川芎4g，香附9g，火麻仁12g，生甘草梢6g。

7剂，水煎服，日1剂，早晚两次分服。

嘱患者改变生活起居和饮食习惯。

二诊：2020年10月24日。患者情况如前，舌红，边微有齿痕，苔黄腻，脉滑数。继续宗初诊方，7剂。

三诊：2020年11月15日。患者脸上痘痘明显好转，自诉现口干，胃口较差，白带量多，色黄，无异味，下阴瘙痒。

方药：柴胡12g，当归9g，栀子9g，黄柏10g，苍术10g，元参30g，板蓝根15g，生薏苡仁15g，升麻6g，桔梗6g，陈皮8g，赤芍15g，丹参20g，皂角刺10g，山慈菇10g。7剂。

四诊：2021年6月16日。患者脸上痤疮已基本痊愈，仅可见零星痘痘。月经提前1周，末次月经：2021年5月底。月经量可，色暗红，质地较稠，无血块，经前无乳房胀痛，无痛经，腰困。口干口苦，白带量多，色黄青，无异味，下阴瘙痒，舌淡红，苔黄，脉沉数。

方药：生地黄15g，牡丹皮10g，地骨皮，青蒿6g，白芍10g，黄柏9g，熟地黄6g，茯苓12g，黄芩9g。7剂。

【按语】痤疮归属于中医"肺风粉刺"范畴。随着社会节奏加快，女性面临工作和家庭的双重压力，再加上化妆、多食辛辣油腻食物、睡眠障碍等因素，导致青春期后痤疮发病率越来越高，且多与月经周期相关，月经前后痤疮加重，或伴有乳房胀痛、月经不调等。肝失疏泄，脾运化水湿的功能也随之受影响，湿热瘀积，久之郁而化火，出现阴伤的情况。患者时有便秘，可见已有阴伤征兆，故予四物汤，养血滋阴。额头、口周为阳明经所循行之地，该患者额头、口周痤疮较其他地方严重，乃阳明热盛，熏蒸上循所致，故予黄连、黄芩等药物清热除湿；因所患病属上焦，予升麻、桔梗载药上行；"诸痛痒疮，皆属于心"，故予淡竹叶清心火；泽泻、生薏苡仁、茯苓清热利湿；牡丹皮凉血活血；患者平时压力较大，予香附疏肝理气。诸药合用，共奏清热利湿、疏肝活血之功。

【医案二】

王某，女，28岁，2020年10月15日初诊。

自诉脸上长痘两月余，经期尤甚，平素喜食辛辣，多饮酒，患者两侧脸颊、鼻尖部长痘，呈红色丘疹样，触之无疼痛感，无脓点，无痒痛。平素月经规律，月经周期30天，经期5~6天，月经量少，色深红，质地较稠，有血块，经前有乳房胀痛，有痛经。白带量正常，质地清稀透明，无异味，下阴部时有痛痒，怕冷，无腰困。自觉口干欲饮，口不苦，有异味，纳可，眠差，易醒，大便正常，质软，小便短赤。舌红苔黄，脉弦数。

中医诊断：肺风粉刺（肺经风热证）。

西医诊断：痤疮。

治则：清热解毒，滋阴凉血。

方药：生石膏（先煎）10g，知母10g，生薏苡仁12g，麦冬9g，黄连3g，菊花9g，桔梗8g，连翘9g，天花粉10g，茯苓10g，升麻8g，栀子6g，黄芩6g，远志9g，酸枣仁12g，生甘草4g。

7剂，水煎服，日1剂，早晚两次分服。

嘱患者改变生活起居和饮食习惯。

二诊：2020年12月11日。脸上痘痘仍多，患者口干口苦，睡眠好转，末次月经2020年12月8日，近期经量多，多血块。

方药：石膏（先煎）12g，知母15g，生薏苡仁12g，麦冬9g，黄连6g，菊花9g，桔梗8g，连翘9g，天花粉10g，茯苓10g，升麻9g，百合6g，当归6g，白芍10g，白术10g，柴胡10g，生甘草4g。

7剂，水煎服，日1剂，早晚两次分服。

三诊：2021年6月4日。患者脸上两侧痘痘明显好转，但有明显痘印，口干不苦，无异味，痛经状况改善，近几次月经期间无痛经，月经量可。睡眠好转。继续在二诊方的基础上加赤芍7g、川芎9g。

7剂，水煎服，日1剂，早晚两次分服。

【**按语**】青春期后的痤疮发病多与患者生活起居和饮食习惯有关。《外科大成》亦云："肺风由肺经血热郁滞不行而生酒刺也。"认为风热之邪侵入体内，或素体血热，或嗜食辛辣、肥甘，助生内热，日久累及血分，而成血热郁滞，发为痤疮。本例患者平素喜食辛辣、多饮酒，多食则毛孔大开，风热之邪侵袭。肺主皮毛，司皮毛、腠理之开阖，肺经郁热则生疮，故郁热清则疮消。石膏、知母二药均主入肺经，共奏清热宣肺、滋阴生津之效，故同为君药；黄芩、黄连、栀子均具有清热燥湿、泻火解毒的功效，能显著改善患者病灶部位丘疹包块的疼痛等临床症状。白芍、天花粉、百合、麦冬等滋阴凉血，针对受风热、温热、湿热等所导致的痤疮、斑疹、衄血等疗效显著，并且可以很好地改善舌红口渴、大便干结、小便短赤等临床表现。

图书在版编目（CIP）数据

三晋王氏妇科流派典型医案集 / 王坤芳编著 . — 太原：山西科学技术出版社 , 2024.5

ISBN 978-7-5377-6338-7

Ⅰ . ①三… Ⅱ . ①王… Ⅲ . ①中医妇科学—中医流派—医案—汇编—山西 Ⅳ . ① R271.1

中国国家版本馆 CIP 数据核字（2023）第 230431 号

三晋王氏妇科流派典型医案集
SANJIN WANGSHI FUKE LIUPAI DIANXING YIANJI

出 版 人	阎文凯
编 著	王坤芳
策 划 编 辑	翟 昕
责 任 编 辑	杨兴华
助 理 编 辑	文世虹
封 面 设 计	杨宇光

出 版 发 行	山西出版传媒集团·山西科学技术出版社
	地址：太原市建设南路 21 号　邮编　030012
编辑部电话	0351-4922078
发行部电话	0351-4922121
经 销	各地新华书店
印 刷	山西万佳印业有限公司

开 本	880mm×1230mm　1/32
印 张	10
字 数	199 千字
版 次	2024 年 5 月第 1 版
印 次	2024 年 5 月山西第 1 次印刷
书 号	ISBN 978-7-5377-6338-7
定 价	49.00 元